健康中国战略下的社区与高校卫生保健

李 磊 著

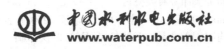

中国水利水电出版社
www.waterpub.com.cn

·北京·

内 容 提 要

　　现代社会，亚健康状态已经严重影响人们的身体和心理，加强人们的身体素质，从基础上保障人们的身体健康，势在必行。本书将目光重点放在社区保健和现代高校学生保健上，具体内容包括人类健康的影响因素、社区保健的重要性、社区保健的具体实施手段、现代高校传统体育保健、急救小知识等。

　　本书内容编写精炼、图文并茂，适合高等院校医疗卫生、体育保健等相关专业师生使用，也可供相关专业科研人员和服务行业人员参考。

图书在版编目（CIP）数据

健康中国战略下的社区与高校卫生保健／李磊著
. —北京：中国水利水电出版社，2018.9　（2025.4重印）
　　ISBN 978-7-5170-6899-0

　　Ⅰ. ①健… 　Ⅱ. ①李… 　Ⅲ. ①社区—卫生保健—高等
学校—教材②高等学校—卫生保健—高等学校—教材
Ⅳ. ①R1

　　中国版本图书馆 CIP 数据核字（2018）第 216858 号

责任编辑：陈　洁　　　　封面设计：王　斌

书　　名	健康中国战略下的社区与高校卫生保健 JIANKANG ZHONGGUO ZHANLÜE XIA DE SHEQU YU GAOXIAO WEISHENG BAOJIAN
作　　者	李　磊　著
出版发行	中国水利水电出版社 （北京市海淀区玉渊潭南路 1 号 D 座　100038） 网址：www. waterpub. com. cn E-mail：mchannel@ 263. net（万水） 　　　　　sales@ waterpub. com. cn 电话：（010）68367658（营销中心）、82562819（万水）
经　　售	全国各地新华书店和相关出版物销售网点
排　　版	北京万水电子信息有限公司
印　　刷	三河市元兴印务有限公司
规　　格	170mm×230mm　16 开本　14.75 印张　260 千字
版　　次	2018 年 10 月第 1 版　2025 年 4 月第 3 次印刷
印　　数	0001—2000 册
定　　价	65.00 元

前　言

人口健康是经济发展和社会进步的根本目标，同时也是构建和谐社会的重要基础。随着社会的发展，经济和文化的不断进步，人类对健康、保健的重视程度日益提高。目前，营养过剩、营养缺乏以及公共卫生和疾病的防治成了主要问题。我国为此制定了健康领域科技发展的战略路线图，让人们的生活拥有更健康的普惠健康保障体系。

从社区与高校卫生保健角度出发，社区与高校卫生保健主要是以解决社区和高校的卫生问题、满足基本卫生服务需求为目的，将预防、医疗、保健、康复、健康教育等融为一体，形成有效、经济、方便、综合、连续的基层卫生服务。发展社区与高校卫生保健，加强公共卫生服务体系建设，能够从多形式的预防和保健等方面为人们排忧解难，有利于将预防保健落实到社区、家庭和个人，对提高人们的健康水平有着非常重要的作用。

本书共六章，第一章阐述健康中国战略的新蓝图，包括我国人口健康领域的发展态势与战略要求、我国人口健康科技发展总体路线规划、新时期生物医学的创新、食品卫生安全与营养健康、传播性疾病的健康与防治等内容；第二章探析当代人群健康问题，包括亚健康状态的基本概念、亚健康状态的危害、亚健康状态的评估标准和常见健康影响因素等内容；第三章讨论社区卫生与保健，包括社区卫生与保健的基本概念、社区卫生的基本管理、社区卫生的基本服务等内容；第四章讨论社区卫生保健的基本人群，包括社区儿童的卫生与保健、社区妇女的卫生与保健、社区老人的卫生与保健和社区重点人群的卫生与保健等内容；第五章探讨现代高校卫生与保健，包括现代高校的健康教育、现代高校常见疾病及症状、现代高校日常生活卫生、现代高校饮食卫生、现代高校传染性疾病防控和现代高校公共卫生体系建设等内容；第六章探讨现代高校大学生的心理卫生与体育保健，包括现代高校大学生的心理卫生、现代高校大学生的情感保健和现代高校大学生的体育保健等内容。

　　本书在撰写过程中，得到了许多专家学者的帮助和指导，参考了大量的相关学术文献，在此特表示真诚的感谢。本书力求内容系统全面，论述条理清晰，但因作者水平有限，虽经多次修改，但书中仍难免存在疏漏之处，希望同行学者和广大读者予以批评指正。

作者

2018 年 6 月

目 录

第一章　健康中国战略的新蓝图

国民健康不仅是民生问题，同时也是政治、经济和社会问题。健康中国建设不仅直接关乎民生福祉，还关乎国家全局与长远发展、社会稳定和经济可持续发展，从而具有重大的战略意义。

健康是人民的普遍需要，而疾病医疗、食品安全、生态环境污染等则是民生突出的后顾之忧。在 2016 年 8 月召开的全国卫生与健康大会上，习近平总书记就明确提出要 "将健康融入所有政策，人民共建共享"，强调 "没有全民健康，就没有全面小康。要把人民健康放在优先发展的战略地位"。同年 10 月，中共中央、国务院印发《健康中国 "2030" 规划纲要》，提出 "普及健康生活、优化健康服务、完善健康保障、建设健康环境、发展健康产业" 五方面的战略任务。党的十九大报告更是将实施健康中国战略纳入国家发展的基本方略，把人民健康置于 "民族昌盛和国家富强的重要标志" 地位，并要求 "为人民群众提供全方位全周期健康服务"，这表明健康中国建设已进入全面实施阶段。

第一节　我国人口健康领域的发展态势与战略要求

人口健康是一个国家的经济发展和社会进步的衡量标准之一，同时也是构建和谐社会的重要基础。科学技术的迅速发展，对人口健康领域产生了空前的影响。生命科学的进步推动了人类对自身健康和疾病的认识，使传统临床医学转变成以现代生物学知识和实验方法为基础的生物医学。在新世纪，科学技术的突破及重大集成创新不断涌现，学科交叉与融合进一步发展，基因组学等生命大科学的出现，在人类健康事业发展进程中发挥着更加明显的作用；脑与认知科学已经成为生命科学和人类健康科学的热点与前沿；生命科学、物质科学、信息科学、认知科学与复杂性科学的融合孕育着重大的科学突破，将为人口健康领域带来重大变革。

一、人口健康领域的现状与特点

科学技术的迅速发展，对人口健康领域产生了空前的影响，它涉及的范围从人们的寿命长短到人们的生活质量，从对人体自身的了解到与疾病的抗争。当前的人口健康领域表现出了以下特点。

(一) 人口压力与老龄化社会

据联合国统计，世界人口将持续增加，预计于 2050 年将达到 90 亿人口。大部分人口增长出现在不发达国家。在将来的 40~50 年间，育龄期妇女的人口比例将达到总人口的 40%。10~19 岁的青春期人口预计在 2030 年增长到 13 亿。在 1970—2005 年，我国实行了严格的计划生育政策，从而使我国人口过快增长的势头得到有效控制，全国少出生了 4 亿多人。但由于人口基数大，人口压力仍然很大。估计到 21 世纪 50 年代，我国人口的总量高峰在 15 亿左右。今后我国人口变化的主要特点是"高增长量、低增长率"。

由于科学技术的进步，人口健康状况有了明显的改善，世界上大多数发达国家近两百年来一直保持着人口年龄的持续增长。进入 21 世纪，人口老龄化的范围进一步扩大，人均寿命进一步延长，人类进入了一个老龄化的社会。随着我国社会经济的迅速发展，我国人口年龄也有了明显的增长。目前，我国 60 岁以上的老年人口已达 1.43 亿人。到 2020 年，60 岁以上的老年人口将达到 2.34 亿人，占总人口的比例从 2000 年的 9.9% 增长到 16.0%，65 岁以上的老年人口将达到 1.64 亿人，占总人口的比例从 2000 年的 6.7% 增长至 11.2%。预计 21 世纪 40 年代后期形成老龄人口高峰平台，60 岁以上的老年人口达 4.3 亿人，占总人口的比例达 30%；65 岁以上的老年人口达 3.2 亿多人，占总人口的比例达 22%。我国届时每 3 或 4 人中就会有 1 名老年人。

(二) 营养和食品安全健康问题

膳食营养是直接关系到亿万人民和子孙后代健康的重大国计民生问题。保持健康的膳食和生活方式，是国际上公认的预防慢性非传染性疾病，如心脑血管疾病、2 型糖尿病和某些恶性肿瘤，最有效、最重要和最经济的方针和策略。例如，美国将营养目标列入国家的健康目标中，在《健康人 2010 计划 (Health People 2010)》中占据重要位置。我国政府一向重视改善我国人民营养健康状况，于 1992 年签署了《世界营养宣言》

和《世界营养行动计划》，并颁布了《中国营养改善行动计划》《九十年代中国食物结构改革与发展纲要》和《中国食物与营养发展纲要（2001—2010年）》等一系列纲领性文件。我国政府《健康中国2020》的主要目标是通过改善中国人的生活方式，从而减少慢性疾病的发生。最近，国务院发布的《关于深化医药卫生体制改革的意见》中也强调了"倡导健康文明的生活方式，促进公众合理营养，提高群众的健康意识和自我保健能力"。我国从1982年起已形成每10年进行一次的"全国营养调查"制度，还建立了中国食物营养监测系统，对国民营养健康状况的改善和相关问题的解决起到了积极作用。

由于长期以来对营养科学研究的投入不足以及相关法规和管理体制的缺乏，我国营养科学研究基础较为薄弱，与公众不断增长的健康需求有较大差距。目前，除了铁和维生素A等少数几种营养素外，我国十分缺乏大样本人群的营养素实验室检测数据，对中国人遗传变异与营养健康方面的研究也非常缺乏。由于缺乏基本数据，在制定营养膳食标准和评估营养状况时经常套用西方国家数据，而中西方人群在遗传和代谢表型上存在一定差异。与许多发展中国家一样，我国目前面临着营养过剩和缺乏的双重挑战。一方面，我国在几十年中就完成了西方国家需要一两百年才完成的膳食和疾病模式的转变。例如，在1982—2002年的20年中，我国城市居民谷类食物供能比从65.0%降至48.5%，农村居民则从74.6%降至61.5%；与此同时，城市居民脂肪的供能比从25%升至35%，农村居民则从14.3%升至27.5%。营养变迁与体力活动减少造成的营养过剩，已成为我国目前肥胖、高血压、2型糖尿病、心脑血管疾病和某些肿瘤迅速流行的最主要原因。令人担忧的是，我国青少年、儿童超重和肥胖率在1985—2000年的16年中分别增加了4倍和28倍；我国成人糖尿病的患病率在1993—2003年的11年中增加了3倍，而美国在11年中仅增加了1倍。现有的研究表明：亚洲人比西方人更容易发生儿童肥胖，同时亚洲人的2型糖尿病发病年龄较小，这可能与亚洲人的遗传易感性和营养适应不良有关。因此，如何迅速控制营养相关疾病更大范围的流行是我国当前迫切需要解决的重大科学问题。

另一方面，营养不良在贫困和边远地区仍是主要的健康问题。2002年全国营养调查数据显示，我国5岁以下儿童生长迟缓率在贫困农村高达29.3%；2岁以内婴幼儿贫血患病率为24.2%；3~12岁儿童维生素A缺乏率为9.3%。此外，我国约有1/5的成人患有贫血；在60岁以上老年人中有12.5%患有营养不良；而在20~45岁女性中维生素A缺乏占13.2%；在我国北方有约50%的成人叶酸摄入不足；一些大城市的中老年居民维生素 D 缺乏率高达 70%。

此外，我国当前食品安全形势依然严峻，在食品安全方面主要面临微生物污染，农兽药残留，环境污染，食品添加剂、包装材料、保鲜剂安全性等方面的问题。同时，新兴食物如转基因食物、保健食品及食品添加剂的抗营养因子、毒素和食源性致病因子等方面也缺乏全面安全性的评价。这一切都给食品安全带来了前所未有的挑战。因此，发展对有毒有害物质快速检测的技术和平台，建立我国食物安全监测与早期预警系统，积极开展对食源性有毒有害物质的急慢性毒理和机理研究，已成为确保我国公众营养与健康的重要环节。

综上所述，从目前到未来的 50 年，我国食物与营养研究面临着十分艰巨的挑战，因此我国亟须加大对营养科学和食品安全研究方面的支持力度，通过不断改善我国人民的营养和食品安全性，提高健康水平。发展健康营养不仅是贯彻《国家中长期科学和技术发展规划纲要（2006—2020）》所提出的"疾病防治重心前移、坚持预防为主、促进健康和防治疾病结合"的关键环节，还是建立普惠大众的医疗卫生服务体系以及全面建设小康社会的重要前提。

（三）生殖健康面临挑战

生殖健康已成为人口健康领域的全球性议题之一。在 2005 年世界首脑会议和第 60 届联合国大会上，各国领导人一致达成协议，下定决心到 2015 年前实现全世界的生殖健康，大家一致同意将促进生殖健康的目标整合到联合国千年发展目标之中。而我国政府也非常重视人口控制与生殖健康研究，在《国家中长期科学和技术发展规划纲要（2006—2020）》中将安全避孕节育与出生缺陷防治列为人口健康领域五大优先主题之首。

从全球范围看，避孕措施的使用到 2005 年已经增长到 64%，但是发展很不平衡，全球仍有大约 4 亿已婚妇女没有安全、有效的现代避孕措施。这些因素使有些地区接近 40% 的怀孕属于意外怀孕，每年有 4600 万的孕妇通过诱导性流产，其中有 1900 万流产属于危险性流产，其发病率和死亡率极高。世界卫生组织 2008 年发布的研究报告指出，通过衡量疾病负担即全世界疾病和死亡所引致的健康损失，指出妊娠并发症是全球十大疾病负担之一，占全球育龄妇女死亡总数近 15%。

另一方面，世界范围内存在不孕不育率持续增加的严重问题。在发达国家，不孕不育夫妇的比例达到 15%，在少数欧洲国家这一数字甚至接近 30%。在我国，不孕不育人口也有明显的增长，已从 20 世纪 70 年代的小于 3% 上升至目前的 8%～10%。这与环境污染、社会污染等多重因素有很大关系。

出生缺陷既包括先天畸形，也包括功能、代谢、行为的异常，如先天性智力低下、遗传代谢疾病等。我国出生缺陷疾病按发病率高低依次为先天性心脏病、神经管畸形、唇腭裂、先天愚型。目前，我国出生缺陷发生率高达 5%，每 30 名新生婴儿中就有 1 名是严重畸形，缺陷婴儿以每年 80 万~100 万的速度增长，给社会和家庭带来了沉重的负担。目前出生缺陷已成为我国婴儿死亡、儿童和成人残疾的主要原因之一。

（四）人类疾病谱的改变

由于社会进步和科学技术的发展，早期严重威胁人类的疾病（如传染性疾病、孕产期疾病等）的危害范围和程度有了明显的下降，而癌症、心脑血管疾病、代谢性疾病和神经性疾病等各种慢性病已经成为人类健康的主要威胁。世界卫生组织 2006 年的一份慢性病报告指出，慢性病造成的死亡人数已经占人类死亡总数的 60%，而且这个数字还在迅速增加，今后 10 年还将增加 17%。慢性病造成的经济损失更是惊人，根据世界卫生组织的估计，中国在未来 10 年内仅仅由于心脏病、中风和糖尿病导致过早死亡的国民收入损失有可能高达 5580 亿美元。

目前，慢性病已成为我国城乡居民死亡的主要原因，城市和农村慢性病死亡的比例高达 85.3%和 79.5%；即使在贫困地区，慢性病的死亡也是不容忽视的，许多贫困县已达到 60%。我国现有癌症患者 450 万人，每年死于癌症的患者约为 130 万人，每年有 160 万~200 万新发的癌症病例，并以 3%的速度递增。在上海市，肿瘤的发病率达到 3‰，是居民继心脑血管疾病后的第二位主要死亡原因。

1992—2002 年，我国居民超重和肥胖患病人数增加了 1 亿，其中 18 岁以上成年人超重和肥胖率分别上升 40.7%和 97.2%，2002 年，我国大城市、中小城市和农村 18 岁以上居民糖尿病患病率分别达到 6.1%、3.7%和 1.8%，估计全国有糖尿病患者 2346 万人，空腹血糖受损者约 1715 万人；高血压已经成为我国居民健康的头号威胁，我国 18 岁及以上成年人高血压患病率为 18.8%，全国有高血压患者 1.6 亿人，其中 18~59 岁的劳动力人口中有 1.1 亿人患病。

慢性病多为终身性疾病，预后差，并常伴有严重并发症及残疾，使存活者的生命质量大大降低。因此，慢性病严重影响我国劳动力人口的健康，2003 年因恶性肿瘤、脑血管病、心脏病、高血压及糖尿病五种慢性病两周就诊患者中，劳动力人口约占一半。因此，抗击慢性病对我国人民健康和社会的危害已刻不容缓。

人口的老龄化导致神经性疾病发病率显著上升，老龄化与各种认知功能下降或损害密切相关，如注意力和记忆力下降，甚至发展为老年痴呆等。老年痴呆已经成为继心脑血管疾病、癌症和中风之后老年人健康的第四大杀手。目前我国有老年痴呆患者600万人以上，患病率在60岁以上人群中为4%~7%。同时，由于我国经济快速发展、社会节奏加快、社会竞争加剧、工作学习压力增加和精神活动方式的改变，因此，对人类个体认知、情感、意志、个性的形成和发展等产生重要影响，可能导致情绪应激、心境障碍、神经精神疾病的发病率明显增加。在美国，由于抑郁症的影响，每年大约损失200亿美元；而在英国，抑郁症和焦虑症导致的损失是每年120亿英镑，占国家总收入的1%。神经精神疾病在我国疾病总负担中排名首位，约占疾病总负担的1/5。根据世界卫生组织预测，中国心理、神经、精神疾病负担到2020年将上升至疾病总负担的1/4。我国目前精神疾病患者约有1600万人，主要是精神分裂症和抑郁症患者。此外，受到情绪障碍和行为问题困扰的17岁以下儿童和青少年约3000万人。

人类已进入信息化时代，随着网络、无线通信和其他信息与智能技术的发展，网络行为和相关活动已经成为人们生活中的重要组成部分。目前全球平均互联网普及率已经达到19.1%。我国社会的信息和网络化程度也在迅速提高。据中国互联网信息中心（CNNIC）《第23次中国互联网络发展状况统计报告》显示，截至2008年底，我国互联网网民数达到2.98亿人，宽带网民数达到2.7亿人，国家CN域名数达到1357.2万人，三项指标继续稳居世界排名第一。而使用手机的总人数比2007年翻了一番还多，达到1.76亿人。人类行为的信息化和网络化等现代社会与生活方式的变化，引发了网络成瘾等新的认知和行为障碍。我国2007年网络成瘾的总体比例为9.72%，成瘾人数高达800万。新的认知与行为障碍（如网络成瘾）正在成为困扰现代社会的严重问题。

（五）传染性疾病的危害

传染性疾病是致病性（微）生物在人与人、动物与人及动物与动物之间相互传播的疾病，其流行既有隐蔽性又有突发性。不论是急性还是慢性传染病，都会给人类健康带来极大灾难，给社会经济发展造成巨大损失。尽管人类过去在与传染病的斗争中取得了很大的胜利，但随着全球化进程的发展、生态环境的变化、经济发展方式的改变以及恐怖主义等新的社会不稳定因素的出现，新发和再发传染病的危害性始终受到生物学家和全社会的高度重视。2003年，中国以及其他一些国家和地区暴发了一场由新型冠状病毒引起的传染性非典型肺炎疾病（SARS），给各国造成了巨大的经济损失和社会影响，也暴露出我国和全球在公共卫生应急体系和传染病检测、监测及治疗技术储备等方面的不足。近几年，全世界一直对禽流感和人禽流感暴发流行的潜在危险保持着高度警惕。

虽然对大多数传染性疾病发病机制的理解越来越清楚，并加强了对传染性疾病与突发性疾病的监测和防治，但病毒等病原体随着生存环境和选择压力的变化，其自身也在进行适应性的变化并出现新的变种，进而增加了对人体健康的危害性。有一些危害严重的病原，如艾滋病病毒（HIV），在致病机制上一直困扰着世界科学家。由于能抵抗各种抗生素的超级结核杆菌的出现，导致了世界范围内肺结核病的新一轮流行。尽管人们对重大传染病如肝炎和艾滋病的研究取得了很大的进步，并提出了一些新的治疗措施，但是像丙型肝炎病毒（HCV）和艾滋病病毒（HIV），由于其遗传变异性很强，而科学家对其感染致病机制尚缺少深入、系统的了解，目前还未研制出有效的疫苗。目前的疫苗在人体内极易形成免疫耐受，而不能形成有效的免疫疗法。最近，Merck 公司宣布 HIV 疫苗临床试验的失败事件和发现在特定条件下过度的活化 T 细胞可以促进艾滋病的发展的研究结果，标志着在过去的 20 年中，艾滋病疫苗研究策略需要反思和进一步完善，需要提出新的创新性思想和研究思路。针对 HIV 疫苗的研究策略有待完善表明，对艾滋病病毒的基础研究有待进一步加强。同时，由于对在世界部分地区持续流行的一些烈性传染病，如埃博拉（Ebola）、马尔堡（Marburg）、尼帕（Nipa）、拉沙热（Lassa fever）等的感染致病机制尚缺乏深入的认识，缺少有效的治疗技术和方法，对这些传染病的控制和防范给我们提出了新的挑战。因此，持续加强基础研究和提高防范措施，提升防治新发传染病与再发传染病能力仍然是我国未来人口健康领域面临的主要挑战之一。

二、现代科学技术对人口健康领域的影响和发展趋势

经过科学工作者半个多世纪的努力，生命科学已成为自然科学中发展最快、影响最大的学科之一。在未来二三十年内，人类在认识自身起源与演化、脑与神经的结构发育、功能发展以及认识与信息的传递、处理等方面将取得重大进展；基因组学、蛋白质组学、生物信息学、分子神经发育生物学和分子生态学等学科的进展将使人类从分子水平系统地认识遗传、发育与衰老、代谢、免疫、生态与进化以及生物多样性的演变规律，从而将宏观生物学与微观生物学联系一起来。

（一）现代科学技术的地位和影响

生命科学的进步推动了人类对自身健康和疾病的认识。生命科学的各门学科，如分子生物学、细胞生物学、遗传学和免疫学等与临床研究紧密结合，产生了医学遗传学、生物医学工程学和免疫治疗学等生物医学学科，使基于经验的传统临床医学转变成以现代生物学知识和实验方法为基础的生物医学。也正是由于生命科学对医学研究的重要性，发达国家对生命科学研究的投入要远大于其他学科。例如，在美国 1995 年自然科学的总研究经费中，65% 以上被用于生命科学研究。美国国立卫生研究院（NIH）作为人口健康领域最大的研究机构，其研究经费在 1998 年为 137 亿美元，2008 年为 292.3 亿美元，2009 年达到 313.3 亿美元。此外，美国国立卫生研究院把分子生物学、细胞生物学、遗传学和免疫学等各种微观生物学分支学科都列为生物医学的一个部分，从而使生命科学基础研究和生物医学研究得到更密切的联系和统一的支持。

20 世纪的生命科学能够快速发展，得益于多学科的交融。科学家通过物理学和化学的手段，开启了现代的分子生物学，确立了 DNA 是遗传物质的关键概念，弄清了基因表达调控的基本原理，发明了重组 DNA 技术，为整个人口健康领域的研究奠定了坚实的基础，也打开了人类在分子水平上认识自己的大门。在此基础上，DNA 测序技术的发明与改进，保证了人类基因组计划的完成，导致了"组学"为基础的生命大科学理念和研究方法全面贯穿于人口健康领域，并推动了后基因组时代的来临。

科学家通过对物理类的技术在人口健康领域的成功运用，如现代分子影像技术，带来了人体活体观察的革命。一方面，人们可以通过计算机辅助的电子成像技术在个体水平上进行宏观观察；另一方面，人们在细胞、亚细胞、单分子方面的检测技术日趋成熟。这些技术大大提高了人类在物理水平上认识自己的能力，确立了生命过程中形态结构与生理功能的对应关系。这些技术被推广到临床运用，引起了人类疾病诊断和治疗的革命。一系列仪器设备产品的发明与改造，造就了一个朝气蓬勃的，以美国、欧洲和日本等跨国企业为主体的国际新兴产业。化学技术对人类生命过程的贡献体现在生物化学领域的快速发展、信号传导通路阐明以及小分子化合物对生命过程的调控等方面。微量检测技术的发明与成熟，揭示了生命过程的复杂性。药物化学与基因组的结合，正在催生新型的药物开发理念和平台技术。

（二）科学技术的发展趋势

在过去的半个多世纪里，新的科学技术突破及重大集成创新不断涌现，学科交叉与融合进一步发展，科学技术在经济社会发展与人类文明进程中发挥了更加明显的作用，科学技术的持续进步极大地促进了人类健康事业的发展。基因组学、蛋白质组学、脑与认知科学已经成为生命科学的热点与前沿，生命科学、物质科学、信息科学、认知科学与复杂性科学的融合孕育着重大的科学突破，将为人口健康领域带来重大变革。科学技术在疾病的预防、诊断、治疗、康复等方面起着巨大作用，促进了医学的现代化，而且形成了现代医疗体系的两大高技术支柱产业——生物医学工程产业和制药业。近20年来，全球研制中的生物技术药物超过2200种，其中1700余种进入临床试验。在过去五年中，整个医药市场的增长率达到7.8%，而生物医药市场年增长率则达到了18%。生物医药在世界市场中不断增长。当前，全球生物技术产业的年销售额约为450亿美元，其中生物医药销售额约为400亿美元。生物医药产业正快速地由最具发展潜力的高技术产业向高技术支柱产业发展。

未来现代技术与人口健康领域将形成越来越紧密的关系。一方面，人口健康领域的需求大大刺激了新技术的开发与运用；另一方面，新技术的突破也为人口健康领域的发展提供了良好的解决方案。涉及人口健康领域的科学技术发展重点与发展趋势，集中在以下几个方向。

（1）基于物理和化学的生命科学研究技术进一步的发展与完善，包括测定生物大分子复合物的同步辐射技术、核磁共振技术和冷冻电镜三维重构技术；细胞内单分子运动和进行单分子操纵的多色超高分辨率的光学成像技术；活细胞中蛋白质相互作用的分子标记和相关的检测技术；基于原子力显微镜、光钳、光镊的单分子操纵技术；微流体芯片合成基因的合成生物学技术；高效低成本的基因组测序技术；时空可控的遗传操纵技术；在体分子标记及分子影像技术中，如磁共振成像（MRI）、计算机层析成像（CT）和正电子发射层描记术（PET）等影像技术，发展研究脑局部区域内或不同区域间群体神经元活动的新方法和技术；细胞信息交流的影像学技术。未来还有可能建立能够显著提高人类生理机能的会聚技术，称为NBIC（nano-bio-info-cogno），这是包括纳米、生物、信息和认知四个科学技术领域的会聚技术。此外，信息技术的介入，显著提高了生命科学数据获取和处理能力；而抽象的数学模型建立和分析的自动化，将革命性地改变人类认识自己的手段与方法。

（2）生命科学研究的主战场之一将是细胞科学领域。干细胞科学与技术的发展，不仅能集成现代生命科学研究领域主要学科的进展，还能为人口健康领域的重大问题——疾病的诊断与治疗带来全新的模式和手段。胚胎干细胞是生命中最原始的单元，具有发育成为人体各个组织与器官的潜能。干细胞科学与技术领域将为人口健康的发展提供新的生长点。

（3）未来生命科学研究另一个重要的生长点是脑科学领域。其重要标志是人类从探索外部世界转向探索人类自身奥秘，从对物质世界的探索转向对精神世界的探索。意识的产生是人类有别于其他生物的基本区别。脑科学的发展通过几代技术的改进，已经能够回答相当多有关意识的问题。但我们对大脑的认识还有待更深入的探索。从基因—脑—行为—认知的角度，多学科、多层次的高度交叉和综合研究人脑高级认知功能及其神经机制，已经成为当代科学发展主流之一。多学科融合而成的"读脑时代""百花齐放""百家争鸣""百川归海"将是脑时代的壮丽图景。

近年来，国际上创新药物研究进展很快。其发展状况和趋势呈现出两个显著的特点：一是生命科学前沿领域，如基因组、蛋白质组、生物芯片、转基因动物、生物信息学等，与药物研究紧密结合，以发现和确证药物作用新靶点作为重要目标，取得了蓬勃的发展；二是一些新兴学科越来越多地渗入新药的发现和前期研究中。化学、物理学、计算机和信息科学等学科与药物研究的交叉、渗透和结合日益加强，使得新药研究的面貌发生了重大变化。

（三）生物医学的转变

随着现代生物学和临床医学的联系越来越紧密，基础研究与应用研究和产业开发结合的速度也越来越快。在分子生物学研究初期，大部分的研究工作都是在"象牙塔"里进行；到了遗传工程时代，基础研究开始了与应用研究和产业开发的结合；在"后基因组时代"，在过去被视为基础研究的工作一开始就与应用研究紧密联系在一起。例如，一些商业公司在对基因组的 DNA 序列进行测定或对蛋白质组中的蛋白质进行分析的同时，把所得到的研究成果直接变为具有很高利润的商业数据库。基因或蛋白质的信息已成为各大药物公司追求的重要目标。今后，生物学基础研究与临床应用研究的结合会更紧密，研究成果向产业化转化的速度会更快。

随着生命科学的快速发展，学科专业愈分愈细；知识的爆炸，使得研究人员逐渐专注于和自己研究密切相关的狭小范围。为加强临床研究与基础研究间的结合，美国和英国等生命科学和医学发展最为迅速的国家，出现了一个新的生物医学发展趋势，称为转化型研究（translational research），其特点是整合生物学基础研究与医学临床应用，从研究工作的启动以及其后的每一个阶段，从临床的观察与分析提出问题，实验室对问题从各个角度进行研究再回到临床检验。也就是说，首先将这些重大疾病的关键临床问题转化为生物学科学问题，以现代科学技术手段开展研究；然后将这些研究成果与临床研究转化，从而揭示人类重大疾病的发病机制，并为研究新的诊断技术及治疗方法提供新技术和关键的理论依据。图1-1为个性化治疗的转化型研究策略。

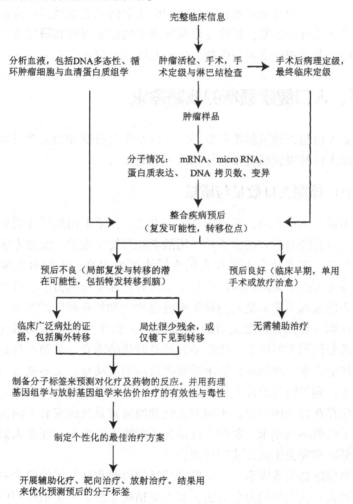

图 1-1 个性化治疗的转化型研究策略

生命是一个复杂的网络化系统，因此，从系统性和复杂性的角度探索生命现象与疾病本质已成为生命科学领域的国际前沿和热点。近年来，针对生物复杂系统进行研究而诞生的新兴学科——系统生物学（systems biology）的迅速发展，为现代生物医学，尤其是抗击肿瘤、糖尿病等复杂性疾病提供了可能的新思路和新方法，因为它注重从复杂的、整体的角度对这类重大疾病的机制进行研究，并注重把分子层面的复杂行为和细胞、组织、器官、个体等不同层面整合起来进行系统分析。系统生物学在我国的发展还为中医药研究提供了一个可借鉴的方法。系统生物学的思路与中医整体观相一致，从整体论出发，以研究复杂系统的方法为手段，探索解决中医药学发展中的复杂问题；同时从中医药学研究的实践以及疾病的复杂现象和复杂性特点出发，提出复杂系统研究的创新思维和研究方法，这对于推进中医药学理论研究与生物医学的发展具有深远意义。

三、人口健康领域的战略需求

根据人口健康领域的重要发展态势以及生命科学和相关学科的进展情况，我国人口健康领域将重点计划以下战略需求。

（一）控制人口数量与质量

作为世界人口大国，我国的基本国策之一在未来仍然是计划生育与优生优育。目前的避孕方法主要是采用激素类药物实现的，此种方法存在着一定的弊端。随着社会进步和人民生活水平的提高，人们对发展非激素的、无毒无害的、无副作用的避孕新方法有更加迫切的需求。目前的避孕方法和手段远远不能满足人们对生殖健康和"知情选择"的需要。在科技高度发展和人类社会高度文明的21世纪，加强生殖医学基础研究，发展安全有效和使用方便的新一代避孕方法是时代的需要。避孕本身是科学地干扰人体的正常生理活动，要求既要有极高的成功率，又不能有明显副作用，它与疾病预防与治疗截然不同。此外，还要考虑到不同人群对避孕药物的反应存在着个体差异，不同的文化和经济背景又决定着不同人群对生育调节手段的不同要求。避孕不仅是为了缓解人口增长，还是人们追求长久身心健康和完美生活方式的体现。

生殖健康是头等大事，一定要有战略的思路和从发展的眼光去考虑问题。发展新一代理想的避孕方法，首先应精确了解某一生殖过程中容易被阻断，而又不影响人体健康的关键薄弱环节，利用最新分子生物学手段和最新研究成就，确定控制这一生殖薄弱环节的关键基因或分子，以此为靶点，通过干扰此基因或分子的表达阻断其功能，为发展新的避孕方法提供突破点。显而易见，当前生命科学领域一个挑战性的课题是加强对生殖和发育领域的基础研究，认识控制生殖和发育关键环节，如生殖细胞发生和成熟、受精卵受精、胚胎与母体的相互作用等的分子机制，从而发展出更好的避孕新方法和新技术。

在采用计划生育对出生人口数量进行控制的同时，计生委提出了更重要的需求，即优生优育，提高出生人口素质。由于环境污染以及其他社会和生物学因素的影响，我国的人口质量控制也面临巨大的挑战。全国现有5000万~6000万先天缺陷和残疾人，社会和家庭由此背负了沉重的负担。因此，加强生殖和发育领域的重大理论研究和关键技术创新，将有利于降低人口出生缺陷，提高优生优育的水平。此外，世界范围内存在不孕不育率持续增加的严重问题。在一些发达国家，不孕不育夫妇的比例达到全国人口的15%。我国也存在着这方面的问题，不孕不育夫妇的比例已达8%~10%，并且有日益严重之势。目前辅助生殖技术的兴起，可以用来治疗和预防不孕不育。但是，大量试管婴儿的出现，有可能将大量的遗传缺陷传递给后代。因此，在提高辅助生殖技术的同时，还需要对辅助生殖技术本身的安全性进行更全面的评估。

（二）提升生物医学创新能力

显然，全面提升我国生物医学创新能力的核心是加强生命科学以及相关学科的基础研究。基础研究已成为世界各国的重要战略资源之一，是高新技术发展的重要源头，是培育创新人才的摇篮。要提高创新能力，必须关注国际生命科学的发展动态，关注生命科学的前沿领域。当今医学研究的前沿是分子生物学、免疫学、神经科学、内分泌学和生殖生物学。这些学科无一不是在分子水平上揭示其规律。因此，人口健康领域应该把分子生物学、细胞生物学、生殖生物学、发育生物学等领域的基础研究放在首位。要重视表观遗传调控与疾病关系的研究等；重视非编码 RNA 结构与功能的研究，重视以干细胞的自我更新和定向分化的研究。此外，还要重视系统生物学、合成生物学等新兴领域的发展。组织多学科的人才共同研究疾病诊断、治疗的前沿技术，研究新仪器、新设备、新材料、新试剂，力求在前沿领域全面取得原始创新性的重大突破。

生命科学的进步推动了人类对自身健康和疾病的认识。发达国家对生物医学研究的投入要远大于其他学科，例如在美国历年来的国家科研经费中，一半以上被用于生物医学研究；同时其生命科学科研论文产出也是世界之最，占世界生命科学论文量的 31.56%。尽管我国的生命科学研究有了明显的发展，在临床医学研究方面已由 2003 年的世界第 23 位上升到 2005 年世界第 17 位，但与世界发达国家相比还有很大差距，必须要进一步支持和加强我国生命科学的研究，迅速提升我国生物医学的创新能力。

此外，人们认识到，今后生命科学的进展需要生物学家与数、理、化等非生物学领域科学家的交流和合作，生命科学到了一个需要多学科交叉的新阶段。因此，发展生物医学不仅是中国人口健康的基本战略需求，还是推动以生命科学为龙头的现代科学技术发展的战略需求。

（三）保障国家安全

随着全球经济一体化和社会的迅速发展，世界各国人口流动的迅速增长已经成为当今社会的一个主要特征，此外，国际的反恐斗争形势也日益严峻。这些情况使得生物安全成为当前国家安全的一个重要组成部分，需要我们建立健全突发公共卫生事件处置机制，完善生物安全监测设备和网络，提高应对公共安全危机的能力。2003 年 SARS 疫情的蔓延，就暴露了我国公共卫生事业发展滞后，公共卫生体系存在缺陷，应对突发公共卫生事件机制不健全，重大疫情信息监测报告网络不完善，应急救治能力不足等问题。因此，建立健全突发公共卫生事件应急机制和相关的基础设施，是我国人口健康领域中事关国家安全的战略需求。中国是一个人口大国，由于地域辽阔，地方性的传染病会不断出现，广泛滥用抗生素而产生新的耐药株病原体以及人类接触新的动物源病原体而产生新的疫病，都会导致新一轮的传染病。要常备不懈地开展新发传染病和生物恐怖的监测与控制研究，建立监测和防御重大与新发传染病、突发公共卫生事件及生物防范生物安全网络体系。

《中华人民共和国食品卫生法》颁布后，国家实行食品卫生监督制度，把食品安全纳入法制化管理。当前我国食品卫生法规、标准体系日臻完善，已建立较为完善的食品卫生监督监测体系，食品卫生总体状况在向好的方向发展。然而，我国食品安全面临的形势仍然十分严峻。目前，食源性疾病仍然是危害公众健康的最重要因素，而食品中新的生物性和化学性污染物对健康的潜在威胁已经成为一个不容忽视的问题，食品安全问题已经严重影响到人们的基本生活常态。之前的"三聚氰胺"奶制品事件对我国的食品安全问题再次敲响了警钟。此外，食品新技术、新资源（如转基因食品、酶制剂和新的食品包装材料）的应用给食品安全带来新的挑战。因此，在我国当前大力开展的以促进民生为基础的构建和谐社会的进程中，迫切需要加强食品安全的研究。

（四）实现全民健康和全面健康

随着科技的高度发展、生活节奏的加快等社会文化的巨大变迁，以抑郁症和神经退行性疾病为代表的神经和精神疾病正在成为 21 世纪的流行病。此外，重大自然灾害、疫情、矿难、交通事故以及社会经济危机，也都会造成大量人群的心理创伤和精神疾病。现在，神经和精神疾病在我国疾病总负担中排名首位，约占疾病总负担的1/5。研究脑和行为的基本过程，确定与认知、行为与精神障碍相关的遗传和环境因素，解决认知、行为与精神障碍这个严重的社会问题，实现个人的身心健康，已经成为国家的迫切需求。

根据我国卫生和计划生育委员会制定的卫生发展中长期规划《健康中国2020》，未来的重要任务是提高全民族的健康素质，使全民健康水平接近中等发达国家。这意味着我国研究人员对疾病和健康的关注，要扩展到农村和基层的普通民众。当前，癌症、心脑血管疾病、代谢性疾病和神经性疾病等各种重大慢性病已经成为我国广大人民群众的主要威胁。此外，随着我国社会经济的发展以及人口老龄化的加速，有可能进一步增加慢性病的发生。尽管研究者已经对这些疾病的发病机制和诊治方法进行了长期和大量的研究，但是要实现有效地防治这些慢性病还有很长的路要走。显然，我国人口健康领域的关键战略需求应该是，加强对重大慢性病的预防与控制，将抗击疾病的重心前移，坚持以预防为主，促进健康和防治疾病结合，推动医学模式由过去的疾病治疗为主向预防、预测和干预为主的战略性转变。

"民以食为天"，食品是人类赖以生存的物质基础，也是人体健康的物质基础。随着经济的快速发展、膳食结构和生活方式巨大改变，近20年来我国与营养相关的慢性疾病（如肥胖、2型糖尿病、心脑血管疾病和某些癌症）发病率急剧上升。而通过改变膳食和生活方式预防和控制营养相关的慢性疾病则是目前国际上公认的最有效、经济的方法。世界卫生组织最近指出，至少80%的早发心脏病、中风和2型糖尿病以及40%的癌症可以通过健康饮食，经常性的锻炼和避免烟草制品来预防。与此同时，伴随我国人口的老龄化、孕妇预产期和青少年的营养不合理，一系列健康和社会问题也日益突出。研究表明，儿童出生前和第一年的营养不足会严重影响脑发育，导致智力残疾、精神发育迟缓和免疫功能受损，以致增加儿童的疾病发生率和死亡率。显然，作为一个发展中国家，我国仍面临着营养失衡（过剩）和营养缺乏的双重挑战。因此，需要迅速提升我国营养科学的总体研究水平，使营养科学适应国家人口与健康和疾病预防前移的需求，实现我国人民的营养健康。

（五）发展现代医药产业

生命科学对于推动人类经济和社会发展的主要作用突出体现在医药产

业。目前，60%左右的生物技术成果集中应用于医药工业，用以开发新药或对传统医药进行改良。我国生物制药产业经过多年发展，尽管已经取得了一定的成绩，但与国内外的需求和市场相比，仍然急需发展和创新。因此，未来一段时期，重点开发一批"重磅炸弹"式的创新药物，是提高我国医药产业竞争能力的关键。

以医疗器械装置为主体的生物医学工程产业，集中体现了生命科学、物理、化学和工程技术科学的综合集成和创新，与制药业一起构成了现代医疗体系的两大产业支柱，它所带动的产业在国民经济中占有越来越重要的地位。我国医疗器械行业近年来也有了长足的发展，但同发达国家相比，我国医疗器械行业的企业规模小，产品单一，技术含量不高，所占国际市场份额偏低。资料显示，我国医疗器械产品的总体技术水平比发达国家落后15年。我国医疗器械与医药市场价值的比例为0.1∶1，远远落后于先进发达国家1∶1的比例。因此，未来一段时期，强化研发能力，加速产品的升级换代，提高产品科技含量，是我国医疗器械产业的当务之急。

中医药在我国人口健康研究领域具有自身特色和优势，尤其在解决复杂慢性病、农村和基层的卫生医疗方面起着重要的作用。中医药产业是我国拥有资源优势和知识优势的传统产业。挖掘传统医药宝库，推动其创新发展，培育以中药为基源、具有自主知识产权的大健康产业，将对调整医药产业和产品结构以及相关产业的发展产生综合带动作用，同时促进区域经济发展。中国人口健康领域未来需要发展出全新卫生医疗模式。用现代生物学手段，结合中医注重整体性、系统性以及以调理为特色的辨证施治理念，对亚健康以及复杂慢性病进行研究，逐步实现东西方医学的汇聚，是现代医学向更高境界提升和发展的一种新趋势。中医药系统性和复杂性等关键问题的突破，将对生物医学、生命科学乃至整个现代科学的发展产生重大影响。

第二节　我国人口健康科技发展总体路线规划

通过对我国人口健康领域科技发展趋势和需求的分析，我们提出了我国人口健康领域2010—2050年的科技战略发展路线图，希望用40年左右的时间，针对我国人口健康面临的挑战，提出能够解决这些问题的科学技术理论和技术，从而建立起一个基于现代生命科学技术发展的普惠健康保障体系，服务于广大国民健康保护和抗御疾病的需求。

一、总体发展思路

（一）三个时期

为了实现普惠健康保障体系的科技愿景，将我国人口健康领域科技战略发展路线图的整个科技发展规划分为三个时期：从 2010 年到 2020 年为"近期"，从 2011 年到 2030 年为"中期"，从 2031 年到 2050 年为"长期"。各时期的总体发展思路如下。

1. 2010—2020 年

基本建成基础研究和临床应用研究整合的转化型研究体系。重点解决中国人群重大慢性病遗传与环境因素相互作用、重大传染性疾病的传播和感染机制等重大科学问题。突破重大慢性病早期诊断的新方法和新技术，发展新一代的人口控制技术以及生殖健康检测技术，食源性疾病和食物中毒的快速、便携和准确的食品安全检测技术的进步，构建常见传染病和新发传染病的快速检验技术和诊断平台，初步形成中西融合的创新药物研发体系，突破干细胞大规模培养和定向诱导分化技术。

2. 2011—2030 年

基本建成现代生命科学与中国传统医学融合的系统生物医学体系。重点解决个体发育过程的分子与细胞调控机制的重大科学问题。突破大动物转基因与体细胞克隆技术、异体生产用于器官移植的人体器官再生技术、生殖健康干预技术。发展对重大慢性病发生的药物干预和营养干预的新技术。建成高等级生物安全实验室和标准检测实验室网络，形成先进食品安全监测网络。发展个性化药物治疗新技术，突破基于合成生物学技术的现代生物技术。

3. 2031—2050 年

建成生物–环境–心理–社会相融合的会聚医学体系。重点解决脑和行为的基本过程与认知障碍等重大科学问题。突破神经和精神疾病在体分子标记及功能影像技术，建成网瘾生物识别监控和治疗系统。建立全国"u"研究网络和生物医学数据库，形成适合中国人群遗传背景的科学营养的生活方式。建立集成先进器械技术、纳米生物医学技术、微创技术、器械与药物组合技术等的新一代生物医疗技术体系。

根据总体思路，我们将科技战略发展路线图的主要内容分为八个主题，包括：①生物医学创新体系；②人口控制与生殖健康；③营养、食品安全与健康；④慢性病防治与健康管理；⑤传染性疾病防治；⑥认知神经科学与心理精神健康；⑦创新药物与生物医学工程；⑧再生医学。每个主题都提出了近、中、长三个时期的特定发展目标，并根据战略目标提出了相应的战略任务和关键技术。

（二）总体愿景

综上所述，制订我国人口健康的科技发展路线图的科技愿景，就是要在2050年前后建立一个适应我国人口健康国情的普惠健康保障体系。这个体系的主要特征是：以预防和控制重大慢性病为核心，将抗击疾病的重心前移，推动医学模式由疾病治疗为主向预测干预为主转变，由单一的生物医学模式向生物-环境-心理-社会的会聚医学模式转变，形成世界先进水平的生物安全、食品安全、健康营养生活方式的科技保障系统，建立具有中国特色的突发公共卫生事件及生物防范体系，实现全民身体健康，进而达到身心全面健康的目的，形成以创新药物研发和先进医疗设备制造为龙头的规模化医药研发产业链，大幅提升我国生物医药产业的国际竞争力，使我国成为生物医药产业的强国。

二、总体路线图

我国人口健康科技发展路线图如图1-2所示。

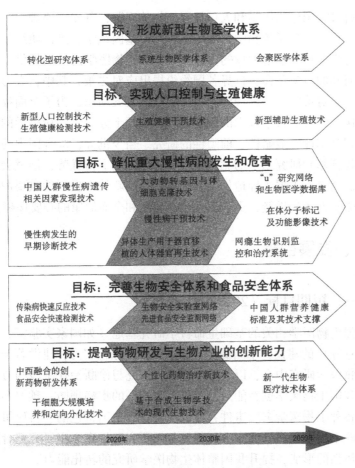

图 1-2　我国人口健康科技发展路线图

第三节　新时期生物医学的创新

　　我国的人口健康领域正面临着巨大挑战。对于慢性病，尤其是心脑血管疾病、肿瘤、代谢性疾病和神经退行性疾病等，我们还缺少有效的应对手段；重大传染病，如肝炎、艾滋病、肺结核都未得到有效控制；非典、禽流感等新发传染病威胁巨大；食品安全问题严峻；出生缺陷率呈现上升趋势；控制人口增长的任务仍十分艰巨；网瘾等心理健康问题日益突出。生物医药产业远不能满足国内需求，几乎所有高端医疗器械都依赖进口，重大创新药物寥寥无几。

要解决我国生物医学和人口健康面临的问题，首先需要进一步加强基础研究。如今，分子生物学、细胞生物学、基因组学、蛋白质组学、生物信息学等生命科学前沿领域的高速发展，为生物医学的发展提供了新的机遇。面对新的科学革命，世界各国纷纷提出应对之策，其中，大力加强基础研究就是对策之一。纵观国际生命科学的发展动态，为了全面提升我国在生物医学领域的科学技术的创新能力，必须十分关注生命科学的前沿领域，重视基础性、战略性、前瞻性的研究。当今世界，综合国力的竞争已明显前移到基础研究水平的竞争。谁在基础研究上占优势，谁就会在发展中占据制高点，占据主导地位。基础研究是高新技术发展的重要源头，也是培育创新人才的摇篮，更是实现全民健康和全面健康的必要保障。

一、发展目标

（一）短期目标（2010—2020 年）

加强生物医学相关的基础生命科学研究基地（如国家实验室、国家重点实验室等）的建设，不断提升其原始创新的综合实力；建设若干个交叉学科生物医学研究中心，以发展生物医学研究与诊断治疗手段与方法，全面提高我国生物医学创新能力；建设全国统一的疾病预防、预警系统，积极应对各种生物医学突发事件；建设一批具有中国特色的、科研机构与医院紧密联系的转化型研究中心，促使基础研究和临床应用研究整合的转化型研究体系的形成，提升我国整体生物医学研究的转化能力。

（二）中期目标（2020—2030 年）

建成若干国际一流的生物医学相关的基础生命科学研究基地；在生物医学研究与疾病诊断、治疗的前沿技术，包括新仪器、新设备、新材料、新试剂的研究中取得原始创新性的重大突破；建成国际一流水平疾病预防、预警系统；形成基于系统生物学的系统生物医学研究体系，使临床研究适应和满足生命科学的发展需求。

（三）长期目标（2031—2050 年）

依靠生物医学领域的科技创新，使我国在健康科学研究领域走到世界前列。构建满足我国十几亿人口需要的普惠健康保障体系，使得医学模式由疾病治疗为主转为预测、预防为主；使得单一的生物医学模式转为生物-环境-心理-社会的会聚医学模式。

二、战略任务

建设生物医学创新体系的核心任务是将现有的生命科学与医学领域和人口健康相关国家实验室、国家重点实验室做强，并在生命科学领域建设若干新的国家实验室、国家重点实验室以及若干交叉学科生物医学研究中心。这些实验室、研究中心的任务是围绕人口健康领域的战略目标开展基础性、战略性、前瞻性的研究，力争在生命活动机制和疾病发生发展机制上取得重大基础理论突破，发展一批原创性的高新技术。在这些实验室中建立一流的研究平台，面向国内外招聘一流科技人才，特别是从海外引进生命科学与医学领域科技领军人才。国家要对上述实验室和研究中心给予长期稳定支持，实行基地、项目与人才一体化管理；超前部署，并根据科学发展的新动向，进行动态调整。

转化型研究的实施必须是多学科、多专业的实验室，临床、普查等在一起进行有效的合作。一方面要推进国内从事生命科学研究的科研单位、医学院校、医院的紧密合作，另一方面要鼓励国内有条件的教学医院和研究型医院融入转化性研究的复合体中。在全国各地建立科研机构与医院紧密整合的研究复合体——转化型研究中心，在此基础上形成国家转化型研究网络。注重基础研究和关键技术在转化型研究体系中的交叉融合，将发病机制与诊断、预防及治疗环节紧密结合起来，建立用于满足早期诊断和个性化诊治的各种新型生物医学技术。同时，建设既符合国际规范，又适应中国国情的医学伦理学体系，形成满足科研要求的临床或社区人群样品获取与应用机制。建立大规模的临床标本计算机管理系统贮存中心，建立高质量的样品库与数据库。创建覆盖全国的数字化医疗体系的联网与远程诊治系统。

三、关键技术

（一）用于人类疾病研究的动物模型

虽然目前被广泛用于人类疾病研究的动物模型是小鼠、大鼠、豚鼠和家兔等小型哺乳动物，但是开发在生理和病理水平上开发最接近人类、可进行遗传操作的动物模型应该成为一个重要方向。例如，小鼠与人类在整体系统上仍有差异，研究代谢系统的疾病或者神经系统疾病方面还很不理想。我们需要发展如猪或灵长类等更接近人类的疾病动物模型，并针对这些大动物开发相关的遗传操作技术，如建立近交系实验猪（纯系）。需要建立多种形式的器官移植和疾病模型，包括肿瘤、中医的经络、心血管、药物动力、影像等不同的模式，用于生物医学、中医基础和临床等研究。由于在大多数情况下要直接研究在疾病中受损的细胞几乎是不可能的，需要发展由定向分化的干细胞形成的细胞模型，并且用这些细胞来模拟疾病，理解疾病的致病机制，并发展相应的防治方法。

（二）合成生物学技术

合成生物学是人类基因组计划实施以来基因组学、生物信息学和系统生物学等学科交叉的产物，它以工程学理论为指导，以微生物学领域的应用为主，根本目的是要利用高通量基因合成的方法，合成基因、基因功能模块，最后达到重塑生命体的目的。其主要研究方向有：重新设计或改造自然存在的细菌和病毒等简单生命系统，设计和构建新的生命组件，合成新的生物材料（如核酸和蛋白质）等生命物质，利用现有生物系统规模化生产氨基酸、多肽、小分子药物等产品。合成生物学在人类认识生命、揭示生命奥秘、发展新兴工业、缓解能源危机等方面具有重大科学意义，代表了下一代的生物技术必将对我国生物产业发展产生重大的影响。合成生物学将在人口健康等领域得到广泛应用，如借助新型生命体实现药品、疫苗的批量生产，制造和构建自然界中不存在的人工生命系统，通过修复细胞功能、消除肿瘤、刺激细胞生长以及使某些决定性细胞再生，实现治疗各种疾病的目的。

（三）纳米生物医学技术

纳米生物医学技术包括建立认识活细胞内纳米水平的相互作用、可吸收和代谢的纳米材料、生物体的纳米结构、超高灵敏度单分子诊断、纳米药物缓释、纳米靶向药物等基于纳米化学原理和结构的新型材料、药物和超微装置。例如，建立新型纳米表面材料，模拟各种细胞生长的微环境，以固体表面技术诱导多能干细胞的定向分化以及利用纳米技术诱导组织与器官形成、体内示踪与调控，改善组织与器官的移植成功率等都在前沿研究的范畴。

（四）系统生物学技术

系统生物学是基因组学时代的一门新兴学科，它借助多学科交叉的新技术和方法，研究内容为基因相互作用的途径、网络和功能体系以及动力学特性，进而揭示生命系统设计与控制的基本规律。系统生物学不仅使我们全面地了解复杂生命系统中所有成分以及它们之间的动态关系，还可以预测这个系统在受到外来干扰时所产生的变化。系统生物学需要生物学家对细胞或模式生物系统进行分子生物学和细胞生物学的研究，需要物理学家和化学家研究各种相互作用的机制以及发展新的检测技术和方法，需要数学家构建描述生物系统的数学模型，需要计算机科学家发展海量数据的存贮、处理和呈现技术以及开发算法和程序进行复杂系统的仿真，需要工程技术人员研制新型实验装备等。

（五）人口健康领域相关的生命科学前沿技术

（1）结构生物学技术——测定生物大分子三维结构的技术，是从分子水平深入了解生命现象的本质提供基本的结构模型，为药物设计、筛选和开发提供关键的理论依据。未来结构生物学技术的发展将在硬件更新、流程整合、技术成熟和方法创新等多个方面出现突破性进展。在样品制备方面，以膜蛋白、蛋白复合体和生物超分子复合体为主题的研究将产生一系列新的技术和方法，包括新的重组表达系统、新的提取纯化方法和新的结晶技术。在晶体衍射技术方面，高亮度、微聚焦、高稳定性的自动化同步辐射技术将成为结构生物学新技术和新方法研究的热点；高通量蛋白质晶体学流水线技术将大大加快晶体结构解析的速度；基于 X 射线自由电子激光的单分子成像技术将有望突破生物大分子结晶这一瓶颈。在核磁共振波谱技术方面，将着力发展对瞬态、不稳定的复合物以及活细胞内蛋白质的结构测定，研究蛋白质结构的动态变化。固相核磁技术的成熟将有力推进膜蛋白的三维结构解析。在高分辨率电镜三维重构技术方面，高稳定性的高分辨率场发射电镜成像技术将进一步提高三维重构的分辨率；自动化数据收集和新算法开发将利用低温电镜技术来解析膜蛋白、超分子复合体、分子机器和亚细胞组织的纳米级分辨率三维结构成为可能；新成像理论的研究和应用将有可能把三维重构的分辨率推进到近原子分辨率的水平。此外，各种新的标记技术也将极大地推进结构生物学的发展。

（2）实时定量的高时空分辨的分子成像技术。目前生命科学领域广泛应用的成像技术包括光学成像、核磁成像、X 射线成像等。这些成像技术囊括了从基础研究到临床诊断，从单个分子水平到组织器官水平，其发展的趋势是不断地提高时空分辨率。随着高亮度的同步辐射光源的发展，相应的光学和纳米制造技术更加成熟，使得 X 射线成像向着高空间和时间分辨率、高穿透性等方向发展，使其在生命科学中得到更广泛的应用，其中以软 X 射线成像发展最为迅速。软 X 射线成像能对较厚（生物样品厚度可达 $10\mu m$）、含水的自然状态下的样品直接成像，而无需对样品进行脱水、超薄切片和染色等处理，其分辨率有望达到 10nm 以下。光学成像技术近年来得到了飞速的发展，特别是单分子探测和高分辨率荧光成像技术，是近年来研究的热点。各种突破光学衍射极限的技术接连涌现，逐渐把光学显微镜的分辨率从 200nm 提高到几十纳米，下一阶段的目标是达到纳米量级，并且向三维、多标记和活细胞高分辨率成像发展。磁共振成像（MRI）是当今生物医学领域发展迅猛、应用广泛的技术，它在尺度上，跨越了从分子成像直到大型动物整体或器官成像的巨大级差；在类型上，从结构成像发展到各种功能指标的成像；在观测指标上，随着超高磁场（7T 以上）的磁共振成像技术的发展，单一氢核成像逐步发展到多原子核成像，将极大扩展对生物体功能过程观测的能力。此外，在成像技术发展的同时，还必须给分子标记技术（荧光标记、同位素标记、自旋标记、量子点标记等）以足够的重视，各种非标记的成像技术也将是未来的一个发展方向。

（3）单分子操纵、组装和检测技术。目前的生物单分子操纵、组装和检测技术已经成为生命科学与化学、物理、工程、材料、电子等学科交叉的共同课题。要想取得技术上的突破，必须将先进的表征手段（扫描探针、原子力学与近场光学显微镜联用、新的激光光镊技术、微纳印刷技术等）用于生命科学，期待在生物分子复合物组装、定向单分子操纵纳米分子器件等关键技术上有所突破，将目前的微阵列技术发展到纳米水平（如用原子力蘸笔印刷技术），形成新的智能化器件制造平台，并生产出用于疾病治疗的各式各样的纳米机器人，从而使人类的疾病早期诊断和防治变得更可靠。

（4）基因组学技术。随着数理化、计算机、半导体、信息、工程、材料等学科的不断渗透和工业化管理模式的引进，基因组学已经成为生物医学领域，乃至整个生命科学的前沿学科和系统工程。其包括 DNA 测序、基因分型、基因表达和表观遗传学等在内的基因组学技术，这些技术现已基本实现自动化、规模化和系统化，具有核心技术更新快、高通量和低通量脱节、测序价格降价快等特点。新一代基因组学技术为个体化基因组，人类细胞转录组，与疾病易感性相关的遗传变异等的全面性、细致性研究提供了最有力的研究工具，为基因结构和功能，生理与病理状态下基因表达，分子机制与细胞过程进化等研究奠定坚实基础。尤其是新 DNA 测序技术为比较基因组学、疾病基因组学、病原微生物基因组学和环境基因组学等新的分支学科提供了重要的推动力。在未来几年内，科学家们只要花费不足 10000 美元甚至 1000 美元就可以完成人类基因组全序列的测定，从而使基因组学技术真正成为能够造福大众的技术，开启人们期望已久的

"个性化医疗时代"。届时，个体化诊断、个体化治疗、个体化用药和个体化健康指导等设想都将逐渐实现。

（5）蛋白质组学技术。蛋白质组学技术主要包括生物分离和质谱技术。蛋白质组技术的发展和应用，已从大规模蛋白质的鉴定和表达谱的分析转移到利用蛋白质定量的新技术、新方法来解决关键性生物学问题。通过技术集成，建立由高分辨质谱、多维毛细管液相色谱、高效稳定同位素标记和无标记技术、低丰度蛋白质（肽）富集和亚细胞器分离技术等组成，能够适合不同复杂程度的生物样品（如组织和细胞样本）的定量蛋白质组学技术平台。蛋白质组学技术有力地推动了不同生理状态或生理过程（如发育、细胞分化）和不同病理状态下蛋白质组的表达及其翻译后修饰的动态变化规律分析研究。系统开展蛋白质功能研究，尤其是在疾病分子机制和发现疾病相关生物标志物的研究，是蛋白质学技术发展的重要目的。

（6）代谢组学技术。代谢组学的研究通常采用两条路线，一条路线为代谢物指纹分析，即采用液相色谱、气相色谱和质谱联用的方法，比较和确证不同样品中的代谢产物。代谢物指纹分析涉及比较不同个体中代谢产物的质谱峰，最终了解不同化合物的结构，建立一套完备的识别这些不同化合物特征的分析方法。另一条路线是代谢模式分析，通过假定一条特定的代谢途径，由此进行更深入和系统的研究。未来的代谢组学有望在以下关键技术上取得重要进展：一是大规模、高通量、并行化检测平台。通过超高效液相色谱、气相色谱与高分辨质谱结合，形成分辨能力更强、通量更高的小分子分离鉴定平台。随着超高场核磁共振的加入和质谱—核磁共振联用方法的成熟，高性能的技术平台有望在整体上实现更高的鉴定、分离能力和分析检测规模。二是数据分析体系的发展，其关键是对复杂混合体系中大量的代谢物组成信息进行分析和建模的能力。随着关键技术的突破，代谢组学将为阐明蛋白质代谢的重要途径和调控网络，寻找疾病分子标志物和诊断方法，深入揭示代谢性疾病的分子调控网络，发现中医"证、候"概念的分子基础，透彻了解中药复方的有效成分和毒副成分，为开展天然产物药物的质量控制等提供有力乃至必不可少的研究手段。

（7）微阵列技术。微阵列技术是利用半导体材料和元件，采用微加工工艺，在微小空间和表面集成 DNA、蛋白质等生物分子和微电子监测系统，对各种生物化学反应过程进行解读和测量，从而实现对 DNA 序列变化、核酸分子间相互作用、受体—配体和抗体—抗原等生物活性物质间的动态结合和反应等进行高效、快捷的测试和分析的目的。常见的微阵列技术包括核苷酸、蛋白质、细胞和生物组织等，多用于科学研究、疾病诊断、新药开发和食品监控等。例如，DNA 微阵列可用于研究基因表达谱、基因突变筛选、基因分型，等等；蛋白质微阵列可用于蛋白质表达谱分析，研究蛋白质之间的相互作用，筛选药物作用的蛋白靶点等；细胞和组织微阵列主要应用于肿瘤基因的检测，为建立诊断、治疗和预后相关信息提供有效的实验依据。各种微阵列技术的发展和综合运用，将极大地提高我们对各种疾病诊断的能力，做到早诊断、早预防，降低和延缓疾病的发生和发展。

（六）生物医学领域的新材料与新试剂

研究材料和试剂是生物医学基础研究、工程技术和产业开发的基本物质基础。未来生物医学材料不仅注重自身理化性能和生物安全性，更强调赋予其生物结构和生物功能，以重建或修复受损的人体组织或器官。我国的生物材料研究有较好的基础，在材料复合、血液净化、生物相容性与表面改性等领域均取得了一定的成就，未来有望在生物纳米材料（如药物控释材料、纳米量子点、纳米支架材料、纳米薄膜以及纳米表面修饰材料等）、血液净化材料、复合生物材料生物相容性等领域取得积极的进展。此外，对材料进行表面化学处理、表面物理改性和生物改性也是我国生物材料研究的重要方向。

当前，我国发展生物医学试剂的当务之急是加强终端纯化技术，规模化制备一批关键的生化试剂和药用制剂。同时，要大力发展基因工程和细胞工程产品，解决一批重组医用酶、诊断用酶、抗体和疫苗的生产工艺和质量规范问题。在基础研究方面，要发展具有特殊理化性能的标记分子（如小体积、低漂白速率、光转化的荧光分子和顺磁探针），用于标记生物大分子，以大幅度提高光学成像、核磁共振和顺磁共振的灵敏度和分辨率，为未来系统生物学和诊疗医学的发展提供有力的技术手段。

（七）虚拟临床与健康研究网络

全面推动医学信息化与生物医学研究的全方位合作，建立数字化的个体遗传、正常生理健康状态、临床诊断和治疗等数据交流体系。完善生物医学的"u"研究网络，开发无线、远程的研究与诊治技术，建立覆盖全国的电子病历和人群信息化健康管理系统，建立强大的计算机模型，以便获取、整合与健康和疾病有关的信息，并开展基于仿真正常和病理情况的虚拟研究、疾病的流行病学和遗传关联性研究等。

（八）生物医学资源和数据库

建立基于现代互联网技术的生物医学、临床医学研究的资源和数据库。重点建立中华民族群体基因多态性，人类及模式动物生理与病理状态下的基因表达谱，表观遗传调控和非编码区变化等人类健康和疾病研究相关数据库。各类数据既要有独立的数据管理系统，也要与国际数据库群接轨和实时交流。建立完善的人类遗传、小分子和天然产物的资源和数据库，整合与某一个候选药物相关的所有信息，如临床前药理学、药物代谢和药代动力学、毒理学、人药代动力学、人用药效和安全、药与药的相互作用等。开发数字化的医学影像、生理和病理标本库、完善的信息和数据的可视化技术。

四、发展路线

创新药物的研究与开发，集中体现了生命科学和生物技术领域前沿的新成就与新突破，体现了多学科交叉的高新技术创新与集成，是新世纪科技和经济国际竞争的战略制高点之一，同时也是提高人口健康水平的重要支撑。要争取在短时间内，通过加强创新技术的发展和创新药物的研发，缩短我国与发达国家之间的差距，实现由世界制药大国向世界制药强国的转变，推动我国医药产业的发展。在重视和努力发展化学合成新药的同时，要应用生命科学和其他现代学科的新方法和新技术，研究中药的物质基础和治病机理，发展融合中西医药学的疾病预防模式。要把生物技术药物作为我国医药领域的重点发展方向和新的生长点，大力推进现代生物技术药物的研发和产业。还要大力发展综合工程学、生物学和医学的理论和方法的生物医学工程技术，为疾病的预防、诊断、治疗和康复服务。

当前人口健康领域的科技发展正出现一种新趋势，即强化基础研究和临床应用研究的结合，开展转化型研究（translational research）。未来的生物医学研究的核心在于建立具有中国特色的转化型研究体系。当前人口健康领域应该把与重大疾病发生、发展机理相关的基础研究放在首位。我们要重视系统生物学、合成生物学这些新兴领域的发展。此外，我们还应组织多学科的人才共同研究疾病诊断、治疗的前沿技术；研究新仪器、新设备、新材料、新试剂，力求在生命科学前沿领域中取得原始创新性的重大突破。从跟踪研究逐步走向引领世界生物医学科技的新潮流（图1-3）。

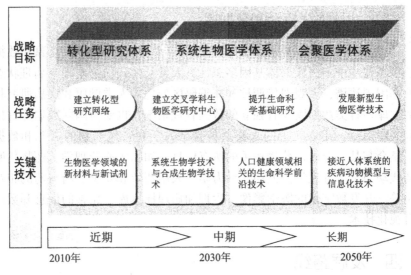

图1-3 生物医学创新体系科技发展路线图

第四节 食品卫生安全与营养健康

食品卫生是指为了控制食品生产、收获、加工、供应等食品生产经营过程中可能存在的有害因素，使食品不仅性质良好、安全，而且有益于人体健康所采取的措施。食品本身一般不含有毒、有害物质，在正常食用情况下不会对人体造成危害。

合理营养是人类保证健康和抗御疾病的基础。当前，营养过剩和营养缺乏是困扰我国社会的主要公众健康问题。随着工业化、城镇化和人口老龄化的进一步发展，公众的营养健康问题将面临更严峻的挑战。要应对这类挑战，需要加强营养科学研究，全面深入地阐述中国人特定遗传背景下的营养需求和导致主要营养问题的原因和相关机理；为制定符合国人群体和个体遗传及生活方式特点的营养标准和膳食指南等相关的国家政策提供科学依据。此外，我国目前食品安全的形势十分严峻，食源性疾病仍然是危害公众健康的重要因素之一。要充分利用现代科学技术，积极开展对食源性有毒有害物质的急慢性毒理和机理研究，并发展对有毒有害物质快速检测技术和平台，建立和健全食品安全数据库，建立我国食物安全监测与早期预警系统，确保我国公众的食品安全。

一、食品污染及其影响

食品在生产、加工、运输、贮存、销售、烹调等各个环节，混入、残留或产生各种不利于人体健康、影响其食用价值与商品价值的因素，均可称为食品污染。食品污染根据污染物的性质可分为生物性污染、化学性污染和放射性污染三大类。

食品污染对人体健康的影响可表现为三方面：①食源性疾病，即以食物作为来源或媒介传播的疾病，包括食物中毒、肠道传染病以及肠道寄生虫病等，其中以食物中毒最为多见；②慢性中毒是指由于长期摄入含较小量污染物的食品而引起的中毒。例如，长期摄入微量黄曲霉毒素污染的粮食能引起肝脏病变。慢性中毒不易发现，原因较难追查，且其后果较为严重，因此更应引起重视；③致畸、致突变和致癌作用。某些食品污染物在引起慢性中毒的过程中可能出现致畸、致突变和致癌作用。例如，孕妇吃了被甲基汞污染的鱼以后，可导致婴儿患先天畸形。亚硝胺可诱发实验动物产生肿瘤。

二、饮食行业卫生管理

公共饮食行业是指依法取得营业执照和卫生许可证，从事饭馆、菜馆、饭铺、冷饮馆、茶馆、切面馆、饮食摊点等各种饮食经营活动的个人或单位。由于进餐人数多且来源复杂，又常常需要在较短时间内制备大量食物，如无严格的卫生要求和管理制度，则可能在进餐人员中造成食物中毒或食源性疾患暴发流行，因此应对其卫生加强管理。

公共饮食行业与其他食品企业相比，具有以下特点。

（1）集中供应直接入口的食品，品种多，数量大。

（2）大多数工序以手工操作为主，所用原料多为肉类、水产品等，易腐败变质。同时还容易受到污染，引发食物中毒。

（3）餐具、饮具多重复使用，在营业高峰时往往消毒不严。

（4）由于集中供应，一旦食品受到污染，即会引起食源性疾病的爆发。

（一）饮食行业的卫生要求

1. 经营场所的卫生要求

饮食业场所大多设在生活区或商业区，选址时要考虑周围环境对食品的污染，必须与公共厕所、倒粪站、垃圾堆和其他有毒有害物质及其存放场所保持 25m 以上的距离，保持内外环境整洁。

饮食经营场所均应设置食品储存室、食品加工场所、食品烹调场所、备餐室、熟食专间、食具洗消间和餐厅等基本建筑。布局上要合理，从原料到成品流水作业，避免交叉污染。厨房与餐厅面积比例适宜，原则上不少于 1：1。同时，还应当配备相应的更衣、盥洗、采光、通风、防尘、防蝇、垃圾和废弃物存放等的条件或者设施。

2. 食品采购、储存、加工和销售的卫生要求

（1）采购。食品及食品原料应新鲜、卫生，符合有关的食品卫生标准。严禁采购腐败变质、发霉、虫蛀、污秽不洁和超过保质期的食品及食品原料。

（2）储存。鱼、肉、禽、蛋等易腐食品多采用低温储存。若使用冰箱短期储存食物，应做到生熟分开，切忌生熟混放，以免造成交叉污染。大型饭店若使用冷库较长时间储存食品，应做到冷库有专人管理。肉类与水产品分开存放。堆放食品应用垫仓板，做到先进先出。对于大米、面粉以及各类干菜等容易霉变食品的储存，应注意保持干燥，防止受潮。库存粮食应使用垫仓板，不能着地或靠墙堆放，库房经常通风。各类干菜如香菇、木耳、黄花菜等应使用货架分类存放。酱油、盐、醋、味精等调味品的存放应注意盛器清洁，盛放容器应定期清洁，缸、坛要加盖，防止生虫或霉变。

（3）加工。食品原料使用前应先经查验，剔除变质和有毒的原料。蔬菜加工要做到"一拣二洗三切"。动物性食品应清洗干净以降低污染的危险，应与蔬菜分池清洗。食品烹调应做到烧熟煮透，厨师不得用勺子直接试味。加工或处理生熟食品的工具应当分开，盛放熟食的容器。切熟食的刀、板和抹布都必须清洗消毒后才能使用。盛接入口食品的工具、容器和工作人员的双手消毒应符合卫生要求。放置时间过长或经冷藏取出的食品均应回锅后再供应。饮食业的冷盘应"一市一配"，熟食卤味应"一市一烧"。

（4）销售。直接入口食品应使用工具，不能用手抓，要做到货、款分开；销售熟食、卤味应做到"三专一严"，即专间销售、专用工具及容器、专人操作，严格消毒。房间内要有洗手消毒设施，消毒液应达到规定的浓度。隔夜的熟食卤味必须回锅后才能销售，应执行每餐每食"留样"制度。

3. 从业人员的个人卫生要求

从业人员应持健康证上岗；工作时应穿戴洁净的工作衣帽、不吸烟、不戴戒指、不涂指甲油、不随地吐痰、不得穿工作服上厕所；销售熟食时应佩戴口罩，销售前应先洗手消毒；个人卫生做到"四勤"——勤洗手剪指甲、勤洗澡理发、勤洗衣服被褥、勤换工作服。

（二）餐具清洗消毒

餐具消毒是防止疾病传播的重要措施。饮食业餐具用量大、周转快，并且顾客流动性大，不排除有的顾客可能患有某些传染性疾病，他们用过的餐具不经消毒再给他人使用，可能会引起疾病的传播。通过对餐具的清洗消毒，可去除或杀灭餐具上致病微生物，防止疾病的传播。因此，公共饮食行业的餐具清洗清毒是食品卫生管理的重要内容。

1. 餐具的清洗

回收的餐具应当及时清洗消毒。餐具清洗的程序是一刮、二洗、三冲。"一刮"是刮干净餐具内的食物残渣，"二洗"是将餐具清洗干净，"三冲"是用流动水冲去残留在餐具表面的洗涤剂。

2. 餐具的消毒

餐具消毒的方法分热力消毒法和药物消毒法两种。

（1）热力消毒法。它是最常用也最理想的消毒方法，方法简便，效果可靠。此法又分为煮沸消毒法、蒸汽消毒法、干热消毒法等。煮沸消毒法适用于中小型饭店，蒸汽消毒法适用于饭店、宾馆等有锅炉的大型单位，干热消毒法通常是采用红外线或电烘箱消毒。

（2）药物消毒法。主要用于不适用热力消毒的餐具、杯具和无条件对餐具进行热力消毒的情况。目前用于餐具消毒的常用药物有次氯酸钙（漂白粉）、高效漂白粉（漂粉精）、二氯异氰脲酸钠（优氯净）等。

3. 餐具的保洁

餐具保洁的目的是防止经过消毒的餐具再污染。已经消毒的餐具应及时放入餐具专用保洁橱内，待下次使用时再拿出。并注意随时关好橱门，未经消毒的餐具、食品容器和工作人员的生活用品均不得放入保洁橱中。

(三) 食品卫生监督检查

食品卫生监督检查的重点内容具体如下。

(1) 食品生产经营单位的卫生许可证,食品经营从业人员健康证和卫生知识培训合格证。

(2) 卫生管理组织和管理制度情况。

(3) 环境卫生,个人卫生,食品使用的工具、设备、容器及包装等。

(4) 食品生产经营过程的卫生情况。

(5) 对食品的卫生质量,餐具、饮具及盛放直接入口食品的容器进行现场检查,进行必要的采样。

(6) 用水的卫生情况,使用洗涤剂和消毒剂的卫生情况。

三、食物中毒防治

食物中毒是指健康人经口摄入正常数量、可食状态的“有毒食物”后引起的一类急性疾病的总称。它不包括因摄入食物而感染的传染病、寄生虫病等食源性疾病,也不包括摄入非可食状态 (如未成熟水果等) 食物和因暴饮暴食所引起的急性胃肠炎等。

(一) 食物中毒的特点和分类

1. 食物中毒的特点

(1) 潜伏期短:往往在食用食物后突然发病,在短时间内会出现大批病人。

(2) 临床症状相似:患者都有相似的临床表现,且多以急性胃肠炎症状为主。

(3) 有共同的食物进餐史,发病范围与致病食物呈一致性,病者都食用过,不食者不病,停止食用后不再出现新发病人。

(4) 人与人之间不直接传染,因而病例的出现比较集中,发病曲线呈骤升骤降的趋势,不出现肠道传染病流行曲线的余波。

(5) 有明显的季节性:细菌性、有毒动植物食物中毒多见于夏秋季节,肉毒中毒多见于冬春季节。

2. 食物中毒的分类

食物中毒按中毒病因可分为细菌性食物中毒和非细菌性食物中毒两大

类。目前，我国常发生的食物中毒主要是细菌性食物中毒，非细菌性食物中毒较少。因此，食物中毒的预防应以细菌性食物中毒的预防为主。

（二）细菌性食物中毒及防制措施

1. 细菌性食物中毒

通过饮食或盛器将致病菌或毒素引入人体出现的急性疾病，主要表现为急性胃肠炎的症状。根据我国食品卫生监督部门的统计资料分析，细菌性食物中毒占各类食物中毒之首，发生起数占总食物中毒起数的 50% 左右，中毒人数占总中毒人数的 60% 左右。我国以沙门菌属、副溶血性弧菌和葡萄球菌肠毒素引起的细菌性食物中毒最为常见（表 1-1）。

表 1-1　常见细菌性食物中毒临床特点

食物中毒类型	媒介食品	临床特点
沙门菌属	动物性食品为主	潜伏期一般为 12~14h，腹泻、腹痛，黄绿色水样便，发热
副溶血性弧菌	海产品	潜伏期一般为 6~10h，腹泻、腹痛，大便呈洗肉水样，发烧
葡萄球菌霉素	主要为肉制品、奶及其制品、剩米饭等	潜伏期一般为 2~4h，主要症状为剧烈而频繁性呕吐，上腹部剧烈疼痛、腹泻少。体温一般正常

2. 防制措施

（1）防止食品的细菌污染：加强对食物原料、加工、保存、人员、食具和设备等方面的监测管理。

（2）控制细菌繁殖和细菌毒素的产生：食品应低温保存或冷藏，也可采用盐腌等保藏。

（3）杀灭病原体及破坏毒素，即食用前充分加热。

（三）食物中毒的调查和处理

当接到疑似食物中毒报告后，医护人员应立即赶赴现场，在迅速抢救病人的同时，应及时进行认真调查，对可疑食物进行封存处理，禁止继续食用或销售。协助发生食物中毒的单位保护好中毒现场，收集可疑食物、病人排泄物和洗胃液等样品，并立即送检，以明确诊断。初步确定为食物中毒后，应及时向卫生主管部门和食品卫生监督机构报告。

1. 调查食物中毒

在我国现行的卫生管理体制下，对食物中毒的调查应当由食品卫生监督机构来执行，但在该机构尚未到达现场的情况下，所有的医护人员有责任对食物中毒事件进行必要的调查，以便能及时地查明中毒原因和性质，制止食物中毒的继续发生，有效地抢救病人，提出切实可行的预防措施。

（1）一般调查。首先要了解中毒发生的时间及经过、中毒人数、分布情况、临床特征和严重程度，认真听取群众对中毒原因的初步反映和意见。为初步判断引起食物中毒的可疑食物，应详细询问病人发病前48h各餐所吃的食物种类，并查清在同一地点进餐而未发病者所吃食物种类，找出中毒餐次和可疑食物并做好记录，对可疑食物立即封存。

（2）采样检验。为了明确中毒性质，应对可疑食物的剩余部分、原料、半成品采样，如已无可疑食品，可对炊具、食具、容器等进行擦拭取样送检。中毒病人的排泄物、洗胃液可作细菌培养和动物试验；患者的血液可作免疫学检验。

（3）深入调查。在初步确定可疑食物的基础上，进一步查明食物中毒的污染源、污染途径，以便提出有效的预防措施。应详细了解引起中毒食物的来源、运输、储存、加工和烹调的方法，加工烹调后有无再污染或生熟交叉污染的可能，检查食堂、厨房卫生情况、操作规程和卫生制度执行情况。

2. 食物中毒的处理

（1）医护人员在食物中毒现场应积极妥善处理中毒病人，以老、幼、重病人为抢救的重点。

（2）对中毒现场及可疑中毒食品进行消毒处理：细菌性食物中毒剩余食物，一般可采用煮沸15min后废弃，成型的食品废弃前应做消毒或无害化处理；病人的排泄物用20%石灰乳、5%甲酚（来苏儿）或漂白粉消毒；操作食品的工具、容器等，先用1%~2%的热碱水或肥皂水刷洗干净，再用水过清后采用煮沸或蒸汽消毒。不宜用热消毒的工具、器皿，可采用（200~400）×10^{-6}（200~400ppm）（每千克水放1~2片漂白粉精片）有效氯溶液消毒。有时，还需对发生食物中毒的食堂或厨房所使用的桌面、家具、地面和墙壁进行洗擦消毒。

（3）对炊事人员或食品销售人员中不符合健康要求的，应调离原工作岗位并积极治疗。

（4）根据本次食物中毒发生的原因，总结经验教训，制定合理的卫生预防措施和管理制度。

第五节 传染性疾病的健康与防治

感染性疾病主要是指由特定病原体引起的一类疾病，而传染病则是指能够在人群中、人和动物之间以及动物与动物之间相互传播的传染性疾病。传染病的病原体可以是细菌、病毒、螺旋体、寄生虫等，通过一定的途径进入人体，对人体造成健康危害。感染者可以向外界环境排放该病原体，播散后导致新的感染。传染病的流行过程必须具备三个基本环节：传染源、传播途径、易感人群。这三个环节的连接往往又受到两个因素——自然因素和社会因素的影响。

一、传染过程

（一）传染病传播的三个环节

1. 传染源

传染源是指体内有病原体生长、繁殖，并能排出病原体的人和动物。包括病人、病原携带者和受感染的动物。

（1）病人。病人是最重要的传染源，因为病人体内存在着大量的病原体，而且具有利于病原体排出的临床症状，如咳嗽、呕吐、腹泻等。

（2）病原携带者。病原携带者是指没有任何临床症状而能排出病原体的人。带菌者、带病毒者和带虫（原虫和蠕虫）者均称为病原携带者。病原携带者可分为潜伏期病原携带者、恢复期病原携带者和健康病原携带者。病原携带者作为传染源的意义大小，取决于携带者类型，如携带者的职业、个人卫生习惯、社会活动范围和卫生防疫措施以及携带者排出病原体的多少等。

（3）受感染的动物。人类的某些传染病是由动物传播造成的。这类疾病的病原体在自然界的动物间传播，因此也被称为动物传染病。在一定条件下可以传染给人，所致疾病称为自然疫源性疾病或人畜共患病，如鼠疫、狂犬病、炭疽、血吸虫病等。新型的传染病很多都来源于动物，如艾滋病、SARS、禽流感等。

2. 传播途径

传播途径是指病原体从传染源排出后，侵入新的易感宿主前，在外环境中所经历的全部过程。常见的传播途径有以下几种。

（1）空气传播。病原体可以通过飞沫、飞沫核和尘埃三种形式传播。经空气传播的传染病又称呼吸道传染病，如流脑、麻疹、流感等。

（2）水传播。许多肠道传染病和某些寄生虫病可经水传播，如伤寒、霍乱、痢疾、甲肝、血吸虫病，分为经饮用水传播和经疫水传播。

（3）食物传播。当食物本身含有病原体或受到病原体污染时，可引起传染病的传播，包括许多肠道传染病和某些寄生虫病，如 1988 年上海市发生的甲肝流行病，其原因就是人们生吃或半生吃受甲肝病毒污染的毛蚶。

（4）接触传播。

1）直接接触传播：指在没有外界因素的参与下，传染源与易感者直接接触所引起的传播，如性传播性疾病等。

2）间接接触传播：指易感者接触了被传染源的排出物或分泌物等污染的日常生活用品所造成的传播。其中被污染的手在此类传播中起着重要作用，见于许多肠道传染病、体表传染病、某些人兽共患病。

（5）媒介节肢动物传播（又称虫媒传播）。媒介节肢动物传播可分为机械性传播（如苍蝇、蟑螂可携带病原体进行传播）和生物性传播（如疟原虫在蚊子体内完成特异的生物过程才能传播）。

（6）土壤传播。有些传染病可通过被污染的土壤传播，如破伤风、钩虫病等。

（7）医源性传播。医源性传播是指在医疗、预防工作中，由于未能严格执行规章制度和操作规程，而人为地造成某种传染病的传播，如医疗器械消毒不严，药品或生物制剂被污染，病人在输血中感染艾滋病、丙型肝炎等。

（8）围生期传播（也称垂直传播或母婴传播）。围生期传播是指在围生期病原体通过母体传给子代的传播，如艾滋病、梅毒、乙型肝炎、淋球菌感染等。

3. 易感人群

易感人群是指有可能发生传染病感染的人群。人群作为一个整体对传染病的易感程度，又被称为人群易感性。人群易感性的高低取决于该人群中易感个体所占的比例，如新生儿的增加、易感人口的迁入、免疫人口免疫力的自然消退、免疫人口死亡是提高人群易感性的主要因素，而计划免疫、传染病流行等因素都是降低人群易感性的主要因素。

（二）传染病流行过程的影响因素

1. 自然因素

气候、地理因素是最主要的自然影响因素，如近年来全球气候变暖，带来新的自然地理条件，为蚊蝇等动物生长提供理想的场所，使疟疾、乙型脑炎、登革热等疾病的流行。又如自然灾害（水灾、地震、台风等）出现，为传染病的发生创造了条件。

2. 社会因素

人类的所有活动，如社会制度、生产劳动、居住生活条件、风俗习惯、医疗条件、文化、经济、社会动荡、宗教信仰、个人卫生习惯、社区环境卫生、人口密度、人口物资流通等，战争、动乱、贫穷、环境污染和环境破坏都会造成生态系统恶化，最终导致传染病暴发或流行。几种主要传播途径的流行特点见表1-2。

表1-2　几种主要传播途径的流行特点

传播途径	主要流行特点	主要影响因素
空气	易暴发，易传播，冬春季多见，儿童多见	人口密度、人群免疫
食物	易暴发，同餐者共患	饮食卫生
饮用水	易暴发，同饮者共患，地方性显	饮水卫生
间接接触	多散发，传播慢	个人卫生环境卫生
吸血昆虫	多散发，儿童多见，地方性显，人间不传染	昆虫习性、人群免疫

二、传染病的防治

传染源、传播途径、易感人群是构成传染病流行的基本环节，而防治传染病则要通过管理传染源、切断传播途径和保护易感人群三大措施来断开这三个环节的连接。

（一）针对传染源的措施

1. 病人

应做到早发现、早诊断、早报告、早隔离、早治疗（即"五早"）才能控制病情和预防传染病在人群中传播蔓延。发现病人后应尽快按照卫生部颁发的《规定管理的传染病诊断标准》做出诊断。一经确定，应立即按《中华人民共和国传染病防治法》的规定，实行分级管理。传染病的报告是控制和消除传染病的重要措施，也是传染病监测的手段之一。

甲类传染病病人和病原携带者、乙类传染病中艾滋病、肺炭疽病人，都必须严格实施隔离治疗。

2. 接触者

凡与传染源有过接触且可能受感染的人都应接受检疫。检疫期为从最后接触日至该病的潜伏期。甲类传染病的接触者应实行留验，即在指定场所进行观察，限制活动范围，实施诊察、检验和治疗。

3. 病原携带者

对于病原携带者应做好登记、管理和随访的工作。在饮食、托幼和服务行业工作的病原携带者须暂时离开工作岗位；艾滋病、乙型和丙型肝炎、疟疾病原携带者严禁做献血员。

4. 动物传染源

对危害大且经济价值不大的动物传染源应予以彻底消灭。对危害不大且有经济价值的病畜，应予以隔离治疗，并做好消毒、检疫和预防接种等工作。

（二）针对传播途径的措施

对于传染源污染的环境，重点是去除和杀灭病原体，切断传播途径。比如，呼吸道传染病的通风和空气消毒措施；肠道传染病的粪便、垃圾、污水处理措施；饮水消毒和食品卫生措施；对虫媒传染病则是杀虫措施。消毒是用化学、物理、生物的方法杀灭或消除环境中的病原体的一种措施，包括预防性消毒和疫源地消毒。

（三）针对易感者的措施

1. 免疫预防

（1）主动免疫。主动免疫是指在传染病未发生流行时的一种主动免疫性措施，计划免疫则是预防传染病流行的重要主动免疫措施。

（2）被动免疫。被动免疫是发生传染病流行后所采取的一种保护易感者的措施，如注射胎盘球蛋白和丙种球蛋白来预防麻疹、流行腮腺炎、甲型肝炎等。

2. 个人防护

个人防护包括戴口罩、手套、鞋套、护腿、应用蚊帐、使用安全套等措施。

3. 药物预防

药物预防可作为一种应急措施来预防传染病的播散。

4. 开展健康教育

面向全社会开展卫生健康教育，特别是对儿童和青少年，提倡自觉地讲究公共卫生公德，注意个人卫生，提高自我保健意识。事实证明，健康教育也是控制和预防传染病的重要途径，是一种低投入、高收益的方法。

第二章 当代人群健康问题综述

当代人的寿命在不断延长，"人活七十古来稀"早已经成了历史，但是人们非器质性病变的健康问题也频繁出现，亚健康一词已经逐渐成为人们探讨健康问题的关键词。本章我们从亚健康的基本概念出发，介绍什么是亚健康状态，亚健康状态有什么样的危害，亚健康状态有什么评估标准，以及日常生活中常见的影响亚健康状态的因素，由此来揭开当代人群健康问题的状况。

第一节 亚健康状态的基本概念

亚健康状态是在与健康状态和疾病状态的对比分析中得出的，是健康状态和疾病状态的中间态势，要了解亚健康状态首先要了解健康状态和疾病状态，以及三者之间的关系。从不同学者的角度亚健康状态有不同的定义。

一、健康、亚健康、疾病三种状态

（一）健康状态

在一些词典中，"健康"通常被简单扼要地定义为"机体处于正常运作状态，没有任何疾病"，这是传统的健康概念。通常我们确实是把疾病看成机体受到干扰，导致功能下降，生活质量受到损害（主要由肉体疼痛引起）或早亡。在《辞海》中健康的概念是"人体各器官系统发育良好、功能正常、体质健壮、精力充沛并具有良好劳动效能的状态。通常用人体测量、体格检查和各种生理指标来衡量。"这种提法要比"健康就是没有任何疾病"更完善一些，但仍然是把人作为生物有机体来对待。虽然它提出了"劳动效能"这一概念，但仍未把人当作社会人来对待。

1946 年联合国世界卫生组织（World Health Organization）在它的宪章中提出的健康定义是："健康，不但是没有身体残疾，还要有完整的生理、心理状态和社会适应能力，而不仅仅是没有疾病和虚弱的状态。（Health is a state of complete physical, mental and social well-being and not merely the absence of disease or infirmity.）”这一定义把人的生理与心理统一结合了起来，身心健康是劳动和生活的基础，也是长寿和延长创造性劳动能力的基础。现代健康观将健康状态归结为四个方面：一是身体健康，即身体发育正常，生理功能正常，能够很好地进行日常工作，消除疲劳；二是心理健康，积极向上，有良好的精神面貌，对生活充满希望，有正确判断力，能与他人和谐相处；三是社会健康，即有良好的社会适应能力，能适应社会生活中的各种角色；四是道德健康，至少能遵守约定俗称的社会道德，或者与此相比有更加高尚的道德行为习惯。

现代健康的含义是多元广泛的，归根结底取决于生理和心理的素质状况，心理健康是身体健康的精神支柱，同时，身体健康又是心理健康的物质基础。良好的情绪状态可以使生理功能处于最佳状态，反之则会降低或破坏某种功能而引起疾病。身体状况的改变可能带来相应的心理问题，生理上的缺陷、疾病，特别是痼疾，往往会使人产生烦恼、焦躁、忧虑、抑郁等不良情绪，导致各种不正常的心理状态。作为身心统一的人，身体和心理是紧密依存的两个方面。

世界卫生组织的报告认为：健康＝15%遗传因素+10%社会因素+8%医疗条件+7%气候条件+60%自我保健。全世界公认的关于健康的13个标志是：①生气勃勃，富有进取心；②性格开朗，充满活力；③正常身高与体重；④保持正常的体温、脉搏和呼吸（体温37℃；脉搏72次/min；呼吸婴儿45次/min，6岁25次/min，15～25岁18次/min，年龄稍大会增加）；⑤食欲旺盛；⑥明亮的眼睛和粉红的眼膜；⑦不易得病，对流行病有足够的耐受力；⑧正常的大小便；⑨淡红色舌头，无厚的舌苔；⑩健康的牙龈和口腔黏膜；⑪光滑的皮肤，柔韧而富有弹性，肤色健康；⑫光滑带光泽的头发；⑬指甲坚固而带微红色。

（二）疾病状态

疾病状态是指人体在一定条件下，由致病因素引起的一种复杂而具有一定表现形式的病理过程和病理状态。这时候，人体正常生理过程和功能遭到破坏，表现为对外界环境变化适应能力降低，劳动能力受限或丧失，并出现一系列临床症状和体征。生病是一个极其复杂的过程，许多情况下，从健康到疾病是一个由量变到质变的过程。当外界致病因素作用于细胞，达到一定强度或持续一定时间，也就是说，致病因素有了一定量的积累就会引起细胞的损伤，这个被损伤的细胞出现功能代谢、形态结构紊乱而发生的异常生命活动过程。

疾病从不同角度考查可以给出不同的定义。最常用的定义是"对人体正常形态与功能的偏离"。现代医学对人体的各种生物参数（包括智能）都进行了测量，其数值大体上服从统计学中的常态分布规律，可以计算出均值所在范围。习惯上称这个范围为"正常"，超出这个范围，过高或过低，便是"不正常"，疾病便属于不正常的范围。在许多情况下，这一定义是适用的，如伤寒可表现为一定时间内体温和血液中"伤寒血凝素"（抗体）的增高，但正常人的个体差异和生物变异很大，有时就不适用。如正常人心脏的大小有一定范围，许多疾病可造成心脏扩大，但对运动员来说，超过正常大小的心脏伴有心动过缓（慢至每分钟 40 次左右）并非病态，这种偏离正常值属于个体差异。在精神方面，智商大大超过同龄人的是天才，而不是病人。

也有人从功能或适应能力来定义疾病，认为功能受损与环境的协调能力遭到破坏才是疾病的表现，这样可以避免把正常人的个体差异和生物变异误划为疾病。对许多精神病人，特别需要考察其与环境的协调能力。但是适应功能的不良并不一定是疾病，如长期缺乏体力活动的脑力工作者不能适应常人所能胜任的体力活动，稍有劳累就腰酸背痛，这不一定是生病。

（三）亚健康状态

2007 年，中华中医药学会发布了《亚健康中医临床指南》，从中医的角度对亚健康的概念、常见临床表现、诊断标准等进行了明确描述，产生了较为广泛的影响。中华中医药学会发布的《亚健康中医临床指南》指出：亚健康是指人体处于健康和疾病之间的一种功能状态。处于亚健康状态者，不能达到健康的标准，表现为一定时间内的活力降低、功能和适应能力减退的症状，但不符合现代医学有关疾病的临床或亚临床诊断标准。也就是说，在临床上没有明显体征或器质性病变，但在生理功能上却有许多不适症状和心理体验。如身体经常感到疲劳、精神欠佳、体力透支、免疫能力低下，易患感冒，自然衰老加速，处于心脑血管病或其他慢性病前期，医生称这种状态为"亚健康状态"。

亚健康状态的主要特征包括：①身心上不适应的感觉反映出来的种种症状，如疲劳、虚弱、情绪改变等，其状况在一定时期内难以明确；②与年龄不相适应的组织结构或生理功能减退所致的各种虚弱表现；③微生态失衡状态；④某些疾病的病前生理病理学改变。除此之外，亚健康状态临床表现多种多样，生理方面表现为疲乏无力、肌肉及关节酸痛、头昏头痛、心悸胸闷、睡眠紊乱、食欲不振、腹部不适、便秘、性功能减退、怕冷怕热、易于感冒、眼部干涩等；心理方面表现有情绪低落、心烦意乱、焦躁不安、急躁易怒、恐惧胆怯、记忆力下降、注意力不能集中、精力不足、反应迟钝等；社会交往方面可表现为不能较好地承担相应的社会角色，工作、学习困难，不能正常地处理好人际关系、家庭关系，难以进行正常的社会交往等。

二、亚健康状态论

关于亚健康状态名称，提法不一，主要有亚健康状态、第三状态、亚疾病状态、亚临床期、慢性疲劳综合征等。还有一些学者称亚健康状态为潜病状态、中间状态、半功能状态、半亚健康状态评估与康复健康状态、灰色状态等。这些只是名称不同，但内涵是一致的，只是从不同角度命名而已。同样关于亚健康状态论不同学者从不同的理论角度，阐述了不同的论断学说，以下我们主要阐释"双向"转化论、自然"折旧"论、信息控制论、信息隐潜论等。

（一）"双向"转化论

"双向"转化论是指亚健康状态"双向"转化。具体来说就是健康和疾病是对立的"两极"，两极之间存在着过渡中间状态（亚健康状态），在哲学上称为中介状态。对立的两极，通过中介相互联系、相互转化。一切差异都在中间阶段融合，一切对立都经过中间环节转化过渡。中介过渡状态可分为两类，一类是清晰事物，两极对立，中介过渡不明显，这时可忽略中介，在非此即彼的意义上考察两极对立；另一类是模糊事物，两极互相渗透、互相贯通，由一极到另一极之间，呈现一系列过渡状态、环节或阶段。亚健康状态既具有清晰事物的特征又具有模糊事物的特征。综上所述亚健康状态具有"双向"转化特点，它是如何发生转化的，我们以图2-1所示亚健康状态"双向"转化模式来探究其过程。

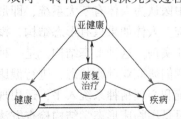

图2-1 亚健康状态"双向"转化模式

这里的"双向"转化，是指亚健康状态可向健康状态转化，也可向疾病状态转化。这种"转化"是渐进性的，有一个从量变到质变的演变过程。如脑梗塞，除非致病因素异常强烈，一般均有一个或长或短的反应过程。由功能紊乱到器质性改变；由微观损害到宏观损害；由代偿期到失代偿期，这是一个相当漫长的过程，在发病前就增强保健意识，进行有效健康管理，适时采取康复医疗，消除病因或影响健康的不利因素，我们就可使亚健康状态发生"逆转"，促进亚健康状态向着健康状态转化，达到健康目的。亚健康状态，要给予重视和采取积极防治措施，加强科学保健，提高生活质量，调整好心态，完全可以重新找回健康，这正是医学所追求的目标，也是当今保健医学和康复医学研究的热点问题。所以健康、亚健康、疾病三者的关系在一定条件下是可以受人的意志进行正向转化的。

（二）自然"折旧"论

自然"折旧"论是指生理的自然"折旧"，也就是自然规律下的衰老。亚健康状态表现主要是生理功能减退，身体出现轻微或不典型临床症状，这是一种渐进性身体衰老现象。从生理学观点看，自然"折旧"的衰老过程，是必然发生亚健康的因素。假如一个人生命巅峰是 30 岁，器官功能为 100%。当年龄到达 40 岁，那么，他的器官功能自然"折旧"，假如 40 岁时的器官功能消耗了 40%，尚存的器官功能仅有 60%。从这个意义上讲，老年人发生亚健康状态，这也是一种自然现象。我们防治亚健康，不能企望这种自然衰老规律发生逆转"返老还童"，但我们可以运用现代技术，加强科学保健，延缓衰老，增长寿命，让人们享有健康人生。与此同时必须调整好心态，既要顺应自然规律接受"折旧"的现实，又要有积极应对心理的状态。

（三）信息控制论

信息控制论是指亚健康状态下人体信息控制系统或心理精神系统发生功能性异常改变，而非形态结构发生变化。它是从中医理论体系的角度来看待亚健康的。现代中医认为人体有三大系统，即形态结构系统、信息控制系统和心理精神系统。人体如果只有形态结构，没有信息控制系统，形态结构生理功能便不能实现。这种形态结构，是一种无生命形态结构或僵死形态结构。因此，我们研究亚健康状态，进行健康评估、康复调理，必须从调整信息控制系统和心理精神系统入手，运用现代技术、信息理论研究亚健康状态。如果只是用临床形态学结构检查方法研究亚健康状态，研究方向就会片面化，而很难得出正确结论。信息控制论为人们研究亚健康状态提供了另一种思考角度，并具有一定的借鉴价值。

（四）信息隐潜论

信息隐潜论是指身体的隐潜信息可用于判断或评估人体处于健康状态、亚健康状态还是疾病状态，主要包含两个方面。

一方面人体是一个信息源。从信息论观点看，整个世界是一个信息源，即信息发射系统。从信息论观点看，人体也是一个信息源，即是一个独立信息发射系统。我们人体无论是功能结构体系，还是形态结构体系，无论正常变化，还是异常变化，都具有隐潜信息和显现信息。人体未被检出的各种生理、病理信息，被称为隐潜信息；人体已经检出的各种生理、病理信息，称为显现信息。无论隐潜信息还是显现信息，都是客观存在的一种实在信息，它们按自身发展规律，依其特有发展形式，存在着、发展着。隐潜信息常因它的"隐"性特征而被人忽视，解读其信息对人的身心健康有重要意义。

另一方面隐潜信息对人体的健康评估与康复调理有重要的指导作用，检测人体信息控制系统发出的某些隐潜信息有重要实用价值。无论是临床诊疗，还是健康评估、康复调理，隐潜信息检测均具有实际意义。在人体组织器官功能异常改变但未形成器质性病变之前，应用一定检测设备，在一定技术条件下获得隐潜信息。这时，隐潜信息变成被人们认识的显现信息。我们通过量子共振、细胞成像、热断层成像（TTM）等一些科技手段，检测人体信息控制系统发出的某些隐潜信息，其主要临床意义有九项：①对健康人群进行健康普查、健康评估、健康管理；②对"六高一低症"防治进行指导性评估；③对心脑血管病危险因素评估及预测；④对心脑血管病进行预防性检测和疗效评估；⑤用于肿瘤普查，有助于肿瘤的早期发现、早期诊断、早期治疗；⑥对物理治疗、药物治疗、康复医疗进行效果评估；⑦对体液、细胞免疫功能检测评估与调理；⑧对膳食谱进行检测及合理调整；⑨对电解质紊乱、维生素缺乏症、稀有元素缺乏症评估。

信息隐潜论着重强调了隐潜信息对亚健康状态的监测作用，发掘人体隐潜信息，有助于我们做到真正意义上的（细胞水平、分子水平、基因水平变化）早期发现、早期评估和早期康复调理。隐潜信息，有助于对各群体进行疾病危险因素管理、疾病诱发因素管理、健康绩效管理等。

第二节　亚健康状态的危害

亚健康状态多出现于高级知识分子、高级白领和国家高级公务员，以及一些体质较弱的中老年人。他们中多数人忽略健康投资，长期处于亚健康状态，与常人比较，发生猝死或"过劳死"者居多。他们为社会创造巨大财富，然而是以牺牲自己身体健康为代价。有的成功的科学家或企业家的英年早逝，不仅是个人不幸、家庭之痛，更是社会之痛、国家之痛。因此，这类人群应是亚健康防治工作重点服务群体。亚健康状态形成原因主要是机体各器官生理功能减退和新陈代谢降低，由此可以发生许多症状。这些症状的表现可以是典型的，也可以是非典型的；亚健康状态表现在人体生理、心理、社会交际等方面，其危害影响着人体的各个方面。

一、生理性亚健康状态的危害

生理亚健康状态是指人体各系统亚健康，主要是指使人体的生理功能紊乱或功能减退，综合体能下降，精力不足，经常疲劳，体力透支等，危害人体系统等方面：①危害循环系统，会出现心悸、胸闷、胸部隐痛、高血压、高血脂、高血液黏度等；②危害呼吸系统，会出现憋气、气短、喉部干涩或堵塞感等；③危害消化系统，会出现食欲不振、胃纳欠佳、胃部隐痛、腹部膨胀、消化不良、便秘或便溏等；④危害神经系统，会出现头晕、头痛、失眠、多梦、记忆力减退、精神不振等；⑤危害感官系统，会出现耳鸣、听力减退；眼酸胀、干涩等；⑥危害内分泌代谢系统，会出现临界甲状腺功能亢进、高血糖或低血糖，体重超标或偏瘦、无汗或盗汗等；⑦危害免疫系统，会出现抵抗力下降、易患感冒或易患其他疾病等；⑧危害运动系统，会出现动作迟缓，肌肉酸痛，关节运动欠灵活等；⑨危害综合体能，会出现工作效率低、极易疲劳、体力透支、手足冰冷、体质虚弱、性功能减退、自然衰老加速等。

二、心理性亚健康状态的危害

心理性亚健康又称人体心理亚健康，主要是危害心理或者精神面貌，使人体的心理调节功能紊乱或功能减退，综合心理状况不佳，精神颓靡等。心理亚健康者往往心情很糟糕，他们经常处在焦虑、忧郁、失落、沮丧等恶劣的情绪之中，出现各种危害人体心理调适功能的"观""感"，具体来说就是以下几种：疲劳感、焦虑感、无聊感、不快感、忧郁感、压力感、孤独感、失落感、恐惧感等。这些"感"带来的有危害的心理活动基本都是：活得累、特别烦、空虚、无助、不满足又不想做、沮丧、乏力、生活没乐趣、自责、心悸、麻木冷漠、失魂落魄、恐惧感或犯罪感，甚至产生自杀念头等。

心理性亚健康状态最容易影响人的社交健康，是急需关注的心理健康问题。现代社会生活网络带来了便利，也给人们打造了可以尽量少地面对面实际接触的机会，很多由此产生的心理问题，让心理亚健康状态的人逐渐增多，心理医生这个职业也应时而生。

三、社交性亚健康状态的危害

社交性亚健康与心理性亚健康关系密切，随着社会发展，交往频繁，竞争激烈，越来越多的人在人际交往中出现各种各样的问题，即称为社交性亚健康状态。具体表现在以下几个方面。

（1）办事效率低：健忘，优柔寡断，缺少朝气，办事拖沓。

（2）竞争意识退化：缺乏创新思维，常感到空虚乏味，感到力不从心。

（3）自卑心理：爱独处，与世无争，常长吁短叹，且不思进取，陷在自己的精神世界。

（4）反应异常：人际关系特别敏感，总觉得他人在为难自己，疑惑丛生；对发生在自己身边的事视而不见，爱置身事外，反应冷漠。

（5）固执己见：以自己为中心，按自己的意愿行事，不听取他人意见。

（6）性格孤僻：喜欢独来独往，我行我素。不愿意面对陌生人，常借口逃避与陌生人接触。

（7）性情急躁：容易感情用事，言行中理智成分越来越少。容易曲解他人好意，一触即发。

（8）思维迟钝：面临突发事件，慌张无主，束手无策。

（9）情绪恍惚：喜欢沉湎于回忆，感情脆弱，情绪呈现"儿童化"，时冷时热，对那些没有什么价值的东西反而兴趣浓厚，喜欢唠叨，或自言自语。

当下市场经济竞争激烈，有不少人身心长期处于紧张状态，因竞争导致社交性亚健康状态者越来越多。他们中多数为脑力劳动者，如高级知识分子、高级白领、高级公务员等。这些人工作负荷过重，竞争激烈，常因慢性疲劳得不到适当休息和调整，而导致亚健康状态。他们中相当一部分人，每日工作 8 小时以上，节假日也得不到正常休息。亚健康从微观看影响着个人的发展，从宏观看影响着整个社会的发展。心理亚健康与社会亚健康，互为影响，使人们产生了竞争、自卑、孤独、冷漠等消极情绪，既是导致社交性亚健康状态原因，又是导致心理性亚健康状态基础。

亚健康状态对人体危害，不可小视。轻者，体质虚弱，生活质量下降；重者，早衰、猝死。因此，处于亚健康状态者，千万不能对亚健康状态无动于衷，掉以轻心。据有关调查显示，处于亚健康状态的人中有 2/3 将死于心脑血管病，1/10 将死于肿瘤，1/5 将死于吸烟引起的肺部疾患、代谢性疾病以及意外事故，只有 1/10 的人有望安享天年。

第三节　亚健康状态的评估标准

要阐明亚健康状态评估标准，首先要知道什么是亚健康状态评估，其次才能阐明评估标准。亚健康状态评估标准多样，我们选取十种进行说明。

一、亚健康状态评估的概念

亚健康状态评估，主要是对人体功能状态、生活质量、隐潜信息、疾病危险因素等进行评估，属于人体功能评估学、功能调理康复学范畴。

（一）亚健康状态评估的定义

评估是康复医学中的常用语，康复对象是肢体或器官功能障碍者，因为康复目的在于最大限度恢复肢体和器官原有功能，所以评估就不仅是单纯寻找病因和诊断，而是客观、准确评估功能障碍、性质、部位、范围、严重程度、发展趋势等方面，为制订康复医疗计划奠定牢固基础。评估多应用于人体功能状态或功能性疾病诊断，而较少应用于器质性疾病诊断，诊断是临床医学常用语，侧重于器质性疾病诊断，如肿瘤、心脏病、动脉粥样硬化、骨性关节病等，属于形态诊断学范畴。对亚健康状态来说，这种评估，一般在康复调理之前、中、后，各进行一次，以利于评估康复调理效果，制订和修改康复调理方案和进行健康管理。

健康评估和临床诊断一样，不能只凭一张化验单或一张放射报告单，就简单做出评估结论。临床诊断疾病，不仅需要化验单、放射报告，还需要综合临床多方面检查，才能做出正确诊断。健康评估也是一样，只有综合多方面检查结果，才能得出正确评估结论。一个健康评估结论，是否准确和可靠，要用效度和信度来衡量。为说明效度和信度，可以用射箭为例：射手射箭，射中靶心的比率，就是其射箭的效度，射中靶心的比率越高其效度越高，也就是其准确性越高。当射手每一次都能取得相同结果，那么，就是可重复性好、稳定性高、每次动作均为可靠。这就是我们医学上常讲的信度或可靠性高。

综上所述，亚健康状态评估是指通过各种技术采集、量化、分析人全身功能状态和隐潜信息，并与正常标准进行比较对照，从而对客人的健康状况做出正确判断、评估，为确定康复目标、制订康复医疗计划、健康管理和采取科学健康生活方式提供依据。

（二）亚健康状态评估的目的

对人体进行亚健康状态评估，通常有以下目的：一是通过细胞成像、超声波和红外摄影等技术对人体隐潜信息进行检测，早期发现亚健康状态，可以早期评估机体的健康状况，进行康复调理，从而达到预防疾病的目的；二是为判定近期、中期、长期康复调理效果，提供客观数据指标；三是为制订康复目标、康复调理计划和指导健康生活方式等，提供科学依据；四是为健康消费、健康投资、健康管理，提供数据，积累资料。

（三）亚健康状态评估方法

亚健康状态健康评估方法很多，一般可分为仪器评估和非仪器评估两大类。仪器评估包括一般设备评估和特殊仪器评估。一般设备为：①体态检测设备，如身高—体重计、握力计、拉力计、脂肪厚度计、软尺、关节量角器等；②功能检测设备，如听诊器、血压计、脉搏计、心电图仪、肺功能仪、电动跑台、脉搏血氧仪、脉搏血氧/血压监护仪、平衡功能仪和综合体能检测设备等。特殊仪器为：量子共振检测仪、细胞成像检测仪、热断层成像系统、微循环检测系统、血液流变学检测设备、血液生化实验检查设备、基因检测设备、骨密度测定仪、综合体能评估设备。非仪器评估包括应用等级评分量表、问卷和调查表等进行评估。这些表、问卷和仪器评估一样，都要求有一定可靠性、准确性，即它应有高效度和高信度。

二、亚健康状态评估的标准

亚健康状态评估的标准由健康评估流程的结果产生。关于"健康"，学界有一套较为完整的评估序列，亚健康状态评估是由 10 个序列环组成的健康评估流程（图 2-2），我们对这十个方面的评估标准逐项进行简要说明。

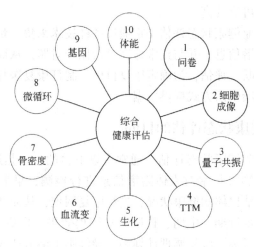

图 2-2　健康评估流程

（一）A 级问卷健康评估标准

A 级问卷健康评估标准是一种简便、科学的健康评估方法，半个小时就能完成。经有关单位试用，这种方法对评估健康、亚健康状态，测算预期寿命，改变不良生活方式和延缓衰老等方面，均具有指导意义。

A 级健康评估问卷如同医院的病历一样，是一项非常重要的健康文书。要求来访者详细填写姓名、年龄、性别、身高、体重、饮食、嗜好、睡眠、工作、精神、性格、遗传、婚姻等 18 个项目，92 个影响人体健康因素，将其进行量化、数字化，是一种以现代医学为基础的科学评估方法。它便于纳入健康管理，进行建档备查。它根据来访者性别、年龄，先从年龄指数中，找出接受评估人的年龄指数。再从 A 级健康评估表中找出各项影响因素得分，进行加减计算。不适合的项目可以不计。最后得分为健康评估指数。得分为 5 或大于 5，说明健康状况最佳。正数越大，健康状况越好；负数越大，说明生活方式不理想，身体健康状况欠佳，则提醒来访者应该注意健康问题。为了正确、客观地了解人体健康状况，这里将人体健康状态划分为5个等级。

（1）Ⅰ级健康状态：健康指数大于5，一方面说明生活方式和健康状况均处于最佳状态；另一方面还说明预期寿命比正常人高。

（2）Ⅱ级健康状态：健康指数范围为1~5，说明生活方式和健康状况尚好，但仍需争取达到最佳健康状态。

（3）Ⅲ级健康状态：健康指数范围为0~-5，说明生活方式不理想，处于亚健康与健康之间临界状态，应设法减少影响健康的因素，争取健康指数变为正数。

（4）Ⅳ级健康状态：健康指数范围为-5~-10，说明生活方式不理想，已经处于亚健康状态，需要调整、改变生活方式，增强保健意识，加强体育锻炼。

（5）Ⅴ级健康状态：健康指数小于-10，说明生活方式很不理想，有患病征兆，处于临床前期。此时，一方面需要到医院请医师检查；另一方面，还需在医师指导下，改变生活方式，加强体育锻炼。

（二）细胞成像检测评估标准

要了解细胞成像检测评估标准，首先要了解细胞成像技术原理，它是通过对细胞的形态学观察，检测体内微观世界变化，评估人体健康状态或为疾病诊断提供依据。捕捉人体各种生理信息、病理信息。可得到许多细胞的真实状态，如血细胞的形态、流动、聚集等。可根据血中胆固醇结晶和乳糜微粒多少来确定血脂水平。

细胞成像检测评估是通过高倍显微镜，对细胞形态进行直接观察，捕捉人体各种生理、病理信息。如正常或异常细胞形态、流动、聚集、斑块、血栓体、结晶体、微生物、寄生虫、乳糜微粒等。可根据血中胆固醇结晶、乳糜微粒多少，来判定血脂水平。对心脑血管疾病，出现的高血液黏度、高聚、高凝、血栓前状态和微循环障碍等病理生理变化，进行快捷预测和评估。为评估人体健康状态、亚健康状态或疾病诊断提供依据。这些依据是从以下十个方面来说的。

（1）红细胞。通过彩色显示器，观察到正常人的红细胞，均匀排列分布，红细胞膜具有较好的流动性和变形能力。如果红细胞出现轻度聚集，说明血液黏度偏高，中度聚集说明血液黏度高，重度聚集说明血液黏度很高。血液黏度高者的红细胞流动较正常人缓慢，红细胞变形性差，红细胞之间相互粘连，形成钱串状，或红细胞聚集成团。一些营养不良的患者，可出现红细胞大小不等、裂口、椭圆、靶形、棘形；喝水少，可出现皱缩红细胞。

（2）白细胞。在7000倍暗视野下，白细胞清晰易辨，可观察粒细胞、淋巴细胞、单核细胞的形态，可了解白细胞的主动变形能力和免疫吞噬功能。当免疫功能良好时，可发现白细胞运动活跃、细胞内分叶核、杆状核形态清晰可辨；核内颗粒运动活跃，细胞吞噬过程清晰可见。当机体免疫状态低下时，可发现细胞核皱缩，核内颗粒活动停滞或只有少量颗粒运动。

（3）血小板。在12000倍相差视野下，可清晰地看到血小板的形态和棘形伪足，缺血性心脑血管病患者的血小板存在明显活化形态，血小板聚集程度加大。

（4）斑块。脂质斑块是一种大的、不透明的晶体壳，面积有大有小。

（5）血栓体。可见红色血栓体，多为外伤或手术引发。

（6）结晶体。可见胆固醇结晶体、红色结晶体。

（7）乳糜微粒。乳糜微粒是一种脂肪小颗粒，由蛋白质、胆固醇的极化层包裹，呈布朗式运动。

（8）微生物。可见到真菌。

（9）寄生虫。10~100μm不等，清晰可见。

（10）纤维。出现纤维丝提示肝硬化。

（三）量子共振检测评估标准

量子共振检测仪（Quantum Resonance Spectrometer）是一种解析方法，先将人体正常组织、器官及数百种疾病的磁场信息收集计算出来，编成代码，储存于仪器中。在检测时，被检者手握传感器，或将头发、血液、尿液放在检测盘上。这时，人体（物体）磁场信息波输入量子共振仪，经过解析回路，与仪器中储存的标准磁场进行分析、比较、计算。

量子共振检测评估是使用一种微弱磁场能量信息测定装置，检测人体细胞、组织器官的微弱磁场生物磁波变化，其特点是灵敏度高，适合对人体亚健康状态进行检测评估，特别是对早期发现异常隐潜信息，对临床、亚健康状态防治工作，均具有实际意义。从隐潜信息理论可知，人体功能异常改变、亚健康状态，都具有潜在或显现的异常信息。这种异常信息，用量子共振检测仪，可以发现并有助于对疾病做出早期诊断。根据量子理论，每种物质均有微弱磁场和物质波。凡是波均具有共振特性，当两个波长相同的波相遇时，可以发生波的叠加而增幅。利用这一原理，可以鉴别一种波与另一种波是否相同。若相同则发生共振，不相同则不发生共振：量子共振检测仪就是根据这种原理设计制造的。

每个人都有一条标准的健康曲线，如果检测曲线处在标准曲线以下，说明机体处于亚健康状态；检测曲线与标准曲线基本重合，表明为健康状态；检测曲线在标准曲线以上就是最佳健康状态。具体的标准如下。

（1）1~5 信息显示健康状态，处于最佳状态。

（2）0~-5 信息显示健康状态一般，无临床诊断意义。

（3）-6~-10 信息显示为亚健康状态，应咨询医师，调整生活方式。

（4）-11~-22 信息显示为疾病状态，具有临床参考价值。应到医院做进一步检查。

（四）热断层成像评估标准

热断层成像（thermal texture maps，TTM）又称热断层技术系统。它是一种锁定细胞新陈代谢热强度的功能医学影像评估技术，通过对人体表面热分布、热源深度和细胞新陈代谢强度的检测，评估人体的健康状况。在疾病预测和人体功能状态评估方面有着较好发展前景。20 世纪 90 年代，世界上研制成功第一台 TTM 功能诊断仪，先后在美国、加拿大和我国临床试用。

TTM 检测评估标准，是一种锁定细胞新陈代谢、热强度功能的医学影像评估技术，通过人体表面热与热源深度关系，加上细胞新陈代谢强度、热像图，评估器官功能和人体健康状况的标准。正常人体是一个代谢基本平衡体，若某一区域新陈代谢出现异常，则提示该部位细胞发生病理改变。TTM 原理是利用红外线辐射接收器，采集人体组织细胞新陈代谢过程中所产生的热辐射。人体热量是自内向外传递。热量分布和传递具有一定规律性、稳定性和对称性。基于这种规律，在检查人体过程中，TTM 功能诊断仪将正常组织细胞与异常组织细胞所产生热辐射进行采样、收集、分析，并经计算机断层热辐射图像处理，进行相互参照对比，用以评估身体健康和诊断疾病。热断层成像检测评估标准具体如下。

（1）正常细胞代谢的热源比较均匀，强度不高。

（2）炎性组织热源强度较高。

（3）良性肿瘤的热源形态较规则。

（4）恶性肿瘤的热源结构密实，形态不规则，强度高。这是判断病变程度以及良恶性重要依据。

（五）实验检查评估标准

亚健康状态主要临床表现为某些检验指标偏高或达到正常值高限或显著异常。实验室生化检查评估，对防治心脑血管病、肿瘤等，具有重要意义，如早期发现血脂、血液黏度、血糖和免疫功能等异常。我们以血脂检验标准为例展开阐述。

血脂检验适合于疑有高脂血症、肥胖症、糖尿病、动脉粥样硬化、脂肪肝等的人和 45 岁以上中老年人。血脂检验项目较多，常规的项目包括甘油三酯、总胆固醇、高密度脂蛋白胆固醇、低密度脂蛋白胆固醇、载脂蛋白 A、载脂蛋白 B、脂蛋白电泳。

（1）甘油三酯（TG）。正常值：0.56~1.69mmol/L；正常值高限：1.70~2.26mmol/L；高脂血症：大于 2.26mmol/L；严重高脂血症：大于 6.65mmol/L。

TG 增高，可由饮食、遗传因素或某些疾病引起，如糖尿病、肾病等。TG 降低，常见于甲状腺功能亢进、肾上腺皮质功能低下、肝实质性病变、原发性 13 脂蛋白缺乏及吸收不良。

（2）总胆固醇（TC）。青年：4.14mmol/L；成人：3.0~5.17mmol/L。

测定血清总胆固醇浓度在临床上可作为高脂蛋白血症的诊断及分类的依据。还用于心脑血管病发生危险的判断。当浓度在 5.17~6.47mmol/L 时，为动脉粥样硬化危险边缘；浓度为 6.47~7.76mmol/L 时，为动脉粥样硬化危险水平；浓度大于 7.76mmol/L 为动脉粥样硬化高度危险水平。浓度小于 3.0mmol/L 为低胆固醇血症。总胆固醇增高或小于 3.0mmol/L 可以是原发的（包括遗传性），或继发于某些疾病，如甲状腺疾病、肾病等。

（3）高密度脂蛋白胆固醇（HDL-C）。男：大于 1.03mmol/L（40mg/dl）；女：大于 1.16mmol/L（45mg/dl）。

高密度脂蛋白胆固醇低下，常见于脑血管病、冠心病、高甘油三酯血症。当成年男性 HDL-C 值小于 1.03mmol/L、成年女性小于 1.16mmol/L 时为偏低；成年男性小于 0.91mmol/L、成年女性小于 1.03mmol/L 时，为明显偏低。HDL-C 值偏低的人，易患动脉粥样硬化。

（4）低密度脂蛋白胆固醇（LDL-C）。成人正常值：小于 3.36mmol/L；危险临界水平：3.36~4.14mmol/L；危险水平：大于 4.14mmol/L。同血清总胆固醇测定。

（5）载脂蛋白 A（apoA）。成人正常值：1.0~1.6g/L；偏低值：小于 1.0g/L。

载脂蛋白 A 是高密度脂蛋白的主要结构蛋白，它是反映 HDL-C 水平的最好指标。载脂蛋白 A 降低常见于高脂血症、冠心病及肝实质性病变。

（6）载脂蛋白 B（apoB）。成人：0.95~1.0g/L。

载脂蛋白 B 是低密度脂蛋白的结构蛋白，主要代表 LDL-C 的水平。

成人大于 1.0g/L 为轻度偏高；大于 1.2g/L 为明显增高。病理状态下 apoB 的变化往往比 LDL-C 变化明显。载脂蛋白增高常见于高脂血症、冠心病及银屑病；降低常见于肝实质性病变。

（7）载脂蛋白 A/B（apoA/apoB）：1.0~2.0。血清 apoA/apoB 比值随年龄增长而降低。在患有高脂血症、冠心病时，比值明显降低。可作为心血管疾病的诊断指标。

（8）脂蛋白电泳。α 脂蛋白：20%~40%；前 β 脂蛋白 13%~25%；β脂蛋白 50%~60%；乳糜微粒（阴性）。表 2-1 为脂蛋白电泳评估标准。

表 2-1　脂蛋白电泳评估标准

疾病种类	α 脂蛋白	β 前脂蛋白	β 脂蛋白	乳糜微粒
高脂血症 I 型	正常	增高	正常	阳性
高脂血症 II a 型	正常	正常	增高	阳性
高脂血症 II b 型	正常	增高	正常	正常
高脂血症 IV 型	正常	增高	正常	正常
高脂血症 V 型	正常	增高	正常	正常
门静脉肝硬化	正常	降低	正常	正常
早期急性肝炎	正常	降低	正常	正常
慢性肝炎	降低	正常	正常	正常
动脉粥样硬化	降低	正常	正常	正常

（六）血液流变学评估标准

血液流变学（血流变）是研究血液及其有形成分的流动性与变形规律的一门科学。血流变研究和应用范围颇为广泛，它包括血液流量、流速、流态、血液凝固性、血液有形成分、血管变形性、血管弹性和微循环等内容。应用血流变检测评估亚健康状态，采取降低血液黏度的调理性治疗，也有着不可取代的作用。临床血流变研究分为两种：一种是宏观血流变，包括血液黏度、血浆黏度、血沉、血液及管壁应力分布等；另一种是微观血流变，包括红细胞聚集性、红细胞变形性、血小板聚集性、血小板黏附性，还包括血浆蛋白成分对血浆黏度影响，介质对细胞膜影响，受体作用等，此又称分子血流变学。全血黏度的测定能为许多临床疾病，尤其是血栓前及血栓性疾病诊断、治疗、预防等提供重要依据。

全血黏度检查，取清晨空腹静脉血5mL，用肝素或EDTA盐抗凝，4h内测定。然后进行血液黏度分析，分为两个方面：一是高切黏度值，这项指标主要受红细胞压积和红细胞变形性的影响，红细胞压积升高、红细胞变形性降低，会使高切黏度值升高，导致微循环障碍，红细胞寿命缩短等。二是低切黏度值，低切黏度主要受红细胞聚集性的影响，在低切变率下的红细胞会形成钱串样聚集体，这种网状的聚集体在随血液流动时，其内摩擦力增大，因而导致血液黏度的升高。通常情况下，低切黏度的升高与红细胞的聚集程度呈正相关。

血流变正常参考值：男，全血低切黏度：7.51~10.09mPa·s；女，全血低切黏度：5.84~8.05mPa·s；男，全血高切黏度：5.63~6.67mPa·s；女，全血高切黏度：4.74~5.86mPa·s。按照这些正常的参考值，血液流变学具体的评估标准如以下几个方面。

（1）心绞痛。血液黏度增高，尤以低切速下增高明显；红细胞聚集性增加；红细胞变形性下降；体外血栓长度、重量，均高于健康人；血小板黏附性和聚集性均增高。

（2）心肌梗死。血液黏度升高，心梗病人血液黏度升高，与心绞痛病人区别在于升高幅度大、变化快，其特点是在心梗1~3天持续升高，约1周后逐渐下降；血浆黏度升高、血沉加快、红细胞压积增加；红细胞聚集性增加；纤维蛋白溶解活性降低，而纤维蛋白原浓度升高，最高可达448mg/dl；血小板聚集性增高，对低浓度的聚集剂反应增强，聚集性的增高与梗死的部位、发病时期、冠脉狭窄程度有关。血小板黏附性亦增高；红细胞变形性降低，在发病第1天即降低，一直持续到10天以后。

（3）脑血栓形成。血液黏度升高；体外血栓长度、重量均有所增加；红细胞膜微黏度明显增高，红细胞变形性下降；血小板黏附率增加，在一天24h中，血小板黏附率呈动态变化，早晨8：00血小板黏附率达最高峰，下午2：00血小板黏附率出现次高峰。

（4）动脉硬化。纤维蛋白原升高；血液黏度升高，患者的血液黏度升高程度与并发症和病情有一定关系，合并有冠心病病人的血液黏度升高更明显，休息时仍感肢体疼痛的病人的血液黏度比无疼痛的病人高；红细胞聚集性增高；红细胞变形性下降。

（5）肿瘤。血液黏度升高，肺癌、食管癌、恶性淋巴瘤患者，血液黏度显著升高，癌症转移患者血浆黏度升高；纤维蛋白原升高；白血病患者红细胞变形性下降；胃部肿瘤患者抗凝-纤溶功能降低。

（6）糖尿病。血液黏度升高；血栓的降解率增加，人工红血栓和白血栓的黏度升高；血小板聚集性和黏附性增加；纤维蛋白原浓度升高；红细胞聚集性增加；血液触变性降低；非胰岛素依赖性糖尿病患者的红细胞变形性降低，同时伴有红细胞膜胆固醇、膜胆固醇磷脂、过氧化脂质的增加，伴有视网膜病变的患者更为明显。

（7）高血脂。红细胞膜微黏度升高，红细胞膜的流动性降低；红细胞的变形性下降；血液黏度增加；血栓形成趋势增加；血小板黏附性和聚集性增强。

（8）高血黏度。血浆黏度升高、全血黏度升高、红细胞刚性升高、红细胞聚集性升高、血小板聚集性升高、血小板黏附性升高、血液凝固性升高、血栓形成趋势增加等。

（七）骨密度检测评估标准

骨密度检测评估标准对骨骼功能状态、骨钙流失、骨质疏松，进行量化评估和预报，在临床医疗、保健医学研究和抗衰老研究方面，具有实用价值。目前，主要骨密度仪有两种类型：一种名为 Sahara 超声骨密度仪，采用便携式设计；另一种名为 Metriscan 骨密度仪，是一种台座式仪器。这两种仪器均具有小巧、轻便、快捷、易于操作等优点。在对骨骼功能状态、骨质疏松进行量化评估和预报等方面具有实用价值。

以 Metriscan 骨密度仪为例，骨密度检测原理系采用 X 线放射数字图像吸收法计算骨密度。数字图像吸收法技术，是将磷化物涂在影像板上，构成一组数字化图像设备，称为磷化物存储技术（Storage Phosphor Technology，SPT）。磷化物基本特性有两个：一是被 X 线照射后获得能量，并具有存储功能；二是能被激光激发，发出荧光释放出能量。同时，又返回到能量基态，并接受下一次 X 线曝光。SPT 技术可替代传统 X 线曝光、冲洗胶片、扫描胶片等烦琐步骤，能在极短时间内获得较高质量影像。

骨密度检测评估标准具体表现在对骨密度影像的分析。一方面是 T 值曲线。T 值曲线用于诊断骨质疏松症和骨质减少症。T 值计算是根据不同国家、地区数据库和不同基准值。WHO 规定 T 值以年龄 20~39 岁健康白种女性的标准化 BMD 平均值作为基准值。在我国是以中国健康女性的标准化 BMD 平均值作为基准值。用受检者标准化 BMD 值和平均 BMD 值比较，得到标准偏差值。正值说明受检者 BMD 值比平均 BMD 值偏高，而负值说明受检者 BMD 值比平均 BMD 值偏低（T 值判定，正常范围：T 值大于 1；骨质稀少：T 值为-2.5~-1；骨质疏松：T 值小于-2.5）。另一方面是 Z 值曲线。Z 值曲线用于诊断骨质疏松继发原因。Z 值曲线计算是与相同年龄、性别、种族的参考人群 BMD 平均值比较得到标准差值。

（八）微循环检查评估标准

微循环检查是临床上常用的一种无创、无痛检查法。微循环是指血液微循环，不包括参与细胞物质交换的淋巴液和组织液在微血管、毛细淋巴管和组织间的循环。最常用检查部位是手指甲襞（甲皱）。它除了用于诊断微血管自身病变以外，还有助于对健康状态评估、对心脑血管病进行预测性诊断和临床疗效观察评估，它是一种简便、快捷的临床诊断和健康评估方法。采用高倍率微循环显微检测仪，直接观察甲襞血液流经血管的动态变化，直观、准确评估身体健康状况，通过计算分析，可以早期发现潜在危险因素和病理改变，预测、筛选和提示某心脑血管病变、恶性肿瘤、代谢失调以及脏器功能受损等。

采用高倍率微循环显微检测仪，将手指置于固定台上，即可观察到甲襞血液流经血管的动态变化，直观、准确地评估身体健康状况，通过分析计算，可以早期发现潜在危险因素和病理改变，进行健康检查、亚健康评估，预测、筛选和提示某些心脑血管病、恶性肿瘤、代谢紊乱以及脏器功能受损等。在正常情况下，微循环血流量与人体组织、器官代谢水平相适应，使人体内各器官生理功能保持正常。人体毛细血管微循环不通畅，会逐渐引起组织脏器衰老。而微循环功能，随年龄增长而呈下降趋势，其中尤以 50~60 岁年龄段最为突出。微循环障碍是在不知不觉中产生的，有可能在相当一段时间内，无明显症状而处于潜伏期。微循环观察到的微血栓，主要是由纤维蛋白互相粘连而成，它随血液游走全身，一旦血管被堵塞，就会引起相应的疾病。

微循环检查内容包括微血管的形态、动态、周围状态等，并以此为基点提出了健康评估的标准。正常微循环应是图像清晰、畸形血管少、无明显血管痉挛或扩张，无微血栓及明显红细胞聚集或流速过缓，血管周围应无出血或组织液过多。

1. 毛细血管形态评估标准

毛细血管形态评估标准包括毛细血管袢清晰度、毛细血管袢计数、血管直径、毛细血管袢形态、毛细血管袢长度五方面的情况。具体的毛细血管形态评估标准见表 2-2。

表 2-2 毛细血管形态评估标准

毛细血管袢清晰度	正常	甲襞毛细血管排列整齐，分布均匀，毛细血管袢清晰可见
	异常	排列紊乱，毛细血管袢模糊
毛细血管袢计数	正常	1mm 内所有毛细血管袢数 8~10 根/视野（第一排）
	异常	毛细血管袢增多见于缺氧、慢性肺心病。毛细血管袢减少见于血压下降、循环血量不足、末梢血管收缩（细动脉收缩）、感染性休克等
血管直径	正常	毛细血管袢中部，要避开节段性扩张或收缩处输入支为 11mm±2mm，输出支为 14mm±3mm，袢顶为 15mm±3mm
	异常	管径增宽。高血压及冠心病（早期），毛细血管袢细长，部分病例输出支扩张。高脂血症、血流黏度增加，输出支特别是毛细血管袢顶增宽。 管径变窄。肾性高血压、急性肾炎、肾病综合征，因毛细血管阻力增加，毛细血管袢特别是输入支管径明显变窄。血压低、房间隔缺血、严重贫血，因血液灌流量减少，毛细血管袢变细
毛细血管袢形态	正常	毛细血管袢形态为发夹型、交叉型和畸形，三者比例为 6：3：1
	异常	交叉型及畸形增多见于高血压、类风湿性关节炎、糖尿病、心绞痛、心肌梗死（95%异形管袢）
毛细血管袢长度	正常	2~5cm
	异常	血管增长。见于小动脉硬化、高血压，是由于局部血液灌流量大，血流受阻所致。 血管缩短。见于心脏病、心力衰竭、水肿、休克

2. 毛细血管流态评估标准

毛细血管流态评估标准包括流速类型、血管运动性、细胞聚集、微粒体、血色五方面的标准。

（1）流速类型分为线流、线粒流、粒线流、粒流、粒缓流、粒摆流、停滞。它们流速增快，则是生理性，见于活动、兴奋时；流速减慢则是由于毛细血管阻力增加，血液黏度增高，血流减慢，如高血压、动脉硬化、高脂血症、低血压、脱水、疲劳等。具体毛细血管流速类型见表 2-3。

表 2-3　毛细血管流速类型

毛细血管流速类型	毛细血管流态
线流	血流快，呈光滑的索条状，无颗粒感（塑料带状）
线粒流	血流快，呈光滑的索条状，稍有颗粒感（绸带状）
粒线流	血流较快，连续呈线，有明显颗粒感（布带状）
粒流	血流较快，如泥沙流（麻袋状）
粒缓流	血流呈泥沙状，连续缓慢流动
粒摆流	血流呈泥沙状，前后摆动，仍能向前流动
停滞	血流停止不动

（2）血管运动性即血管自发地出现周期性管径变化的现象。

（3）细胞聚集指红细胞间相互附着的现象。细胞聚集常见于高脂血症、高血液黏度、高血压、冠心病、脑血栓形成、糖尿病、肿瘤。由于红细胞膜上的电荷、胶体性质改变及血流速度缓慢造成。分轻度、中度、重度：轻度，血流不呈线条状，失去光滑，数个红细胞聚集在一起，混杂流动，有明显颗粒感；中度，红细胞聚集团块较大，互相间聚集较密，血流中除有明显颗粒外，还出现大小不等的红细胞聚集颗粒；重度，十多个或数十个红细胞聚集成团块，密度较大，外形不规则，大小不等并且和血浆分离的现象。

（4）微粒体包括白色血栓、内皮细胞。有白色血栓存在提示血流黏度增高，反映机体处于高凝状态，提示有血栓形成、结缔组织疾病、巨球蛋白血症、白血病等疾病的可能。白色血栓由血小板聚集而成，其白色血栓诊断标准为：出现在乳头下静脉丛，或输入、输出袢明显舒张；栓体大，比白细胞大 3~10 倍。形状不规则；明显挤胀毛细血管袢，在乳头下静脉漂浮而过；栓体不透明。

（5）血色，根据皮肤微循环血液含氧量，判断组织供血情况。血色过深表示机体缺氧，见于肺心病、休克、窒息。血色过浅则是严重贫血。

3. 毛细血管周围状态

毛细血管周围各不同状态就是评估病症的可能性标准，包括渗出、出血、乳头下静脉丛、真皮乳头、汗腺导管等方面。具体毛细血管周围状态及其评估标准见表 2-4。

表 2-4　毛细血管周围状态

状态名称	状态表现	病症
渗出	由于血管内血浆成分过量地通过血管壁，从而积存在微血管周围。毛细血管袢周围间隙大、明亮，毛细血管袢模糊、长度缩短	常见于女性月经期、病毒性心肌炎、急性出血热、病毒性肝炎、严重感染、中毒、过敏、血管通透性增强等
出血	红细胞游出血管外的现象，一般常见袢顶呈点状、片状、帽状等	常见于中毒、感染、缺氧、变态反应性疾病
乳头下静脉丛	指多个毛细血管袢连接于两静脉	常见于高血压、冠心病、右心功能不全、消化系统疾病、泌尿系统疾病、结缔组织病变、大面积炎症等
真皮乳头	正常呈锯齿状、波浪形圆丘，每个乳头下有 1~2 根毛细血管袢。异常可出现波浪、变浅、平直或消失	常见于末梢循环障碍
汗腺导管	汗腺导管发亮，数量少，一个甲襞不超过 2 根	常见于情绪紧张、自主神经功能紊乱等

（九）基因检测评估标准

大多数疾病是由多种环境因素和遗传因素共同作用的结果，已经有现代医学研究证明过。与疾病发生有密切相关性的基因称为疾病易感基因。通过基因检测，建立基因健康信息卡能使被检者及时了解自己基因信息，如被检者身体所含肿瘤、高血压、糖尿病等疾病易感基因，定期对会员进行跟踪咨询服务，实施健康评估、健康管理，从而达到改善生活方式、调整生活环境，提高生活质量，预防"三大疾病"等相关疾病发生。

所谓基因检测，就是采集被检测者少量血样或口腔黏膜脱落细胞制成涂片，经提取和扩增其 DNA 后，通过 DNA 测序或基因分型，对被检测者细胞中 DNA 分子等基因信息做检测，分析它所含有的各种疾病易感基因情况，使人们能及时了解自己基因信息，预测身体罹患疾病的风险。

基因检测必须是多种检测手段并用，单纯的 SNP 分型是不足以检测多种基因突变类型的。基因突变有许多种类型，有的是一些碱基被另外的碱基替代；有的是增加了一些原本没有的碱基；有的则是丢掉了一些原本应该存在的碱基。而这些被"替代""增加"和"缺失"的部分，可能是一个碱基，也可能是一大段碱基。针对这些变化多端的基因突变，在检测技术上，分别有不同的方法。对于被替换了一个碱基的突变类型，大多数情况下可以用 SNP 分型技术来进行检测；而对于大片段或高密度的碱基替换情况，SNP 分型就无能为力了，要用酶切结合凝胶电泳的方法，甚至是 DNA 测序的方法。另外，不论是 SNP 分型还是酶切电泳等方法，都是基于已知 DNA 序列的基础上实现的，对于未知序列的探求，就只能使用 DNA 测序了。由此可见，在预测性基因检测中，DNA 测序分析是最为准确的分型技术，也是基因检测的"金标准"。

通过基因检测或应用其他有效生物医学技术，对身体健康状况进行检测与分析，评估身体健康状态、生理特征及可能发展趋向，有针对性地提出预防疾病及医学干预措施，即预测医学。目前，预测性基因检测，主要针对严重危害人类健康的四大"杀手"——遗传病、肿瘤、心脑血管疾病和药物不良反应。早期运用基因检测，进行分子遗传病理分析，是基因组医学进入以预测、预防为主的个体医疗时代的重要方法之一。

（十）体能检测评估标准

体能检测评估是通过科学手段对身体形态、功能、素质测试，对人体体质各项指标进行测试分析；是人们了解自己体质的一种客观有效方法；是准确评价身体状况的依据，为进行有针对性的运动锻炼和合理补充营养提供依据。体能测试是通过对身体形态、功能、素质的测试，了解机体状况，预防疾病的发生，是主动的。通过体能测试了解了机体的状况后，专家就可以开出科学的运动处方和营养处方，让测试对象进行自我控制和治疗，从而消除机体的亚健康状态，提高机体的健康水平。在某种程度上，定期的体能测试比体检更为重要。

无论是以改善心血管系统及肌肉组织等功能为目的的体育锻炼，还是以减少体内脂肪、健美瘦身为目的的体育锻炼，都需要科学的计划与指导。参加体能测试，就是体育锻炼科学化的首要步骤，必须引起足够的重视。

体能检测评估可以是针对个人也可以是针对团体。这对个人而言将受试对象不同时期的体质数据和评价结果进行存储和管理，对受试者在某个时期体质的总体情况进行跟踪监测，以观察此对象在一段时期内体质状况的发展变化情况；也可对某一特定群体的测试数据进行管理，对这个群体进行体质状况的监测和评价。体能测试包括形态指标、功能指标和素质指标三方面，各方面指标具体的测试项反映不同身体部位的体能状况见表2-5。

表 2-5　各指标的测试项

体能测试各指标	体能测试各指标的项	体能反映
形态指标	身高	反映人体骨骼纵向生长水平
	体重	反映人体发育程度和营养状况
功能指标	肺活量	反映人体肺的容积和扩张能力
	台阶测试	反映人体心血管系统功能水平
素质指标	握力	反映人体前臂和手部肌肉力量
	1 分钟仰卧起坐	反映人体腰腹部肌肉的力量及持续工作能力
	俯卧撑	反映人体上肢、肩背部肌肉力量及持续工作能力
	纵跳	反映人体爆发力
	坐位体前屈	反映人体柔韧性
	选择反映时	反映人体神经与肌肉系统的协调性和快速反应能力
	闭眼单脚站立	反映人体平衡能力

　　根据我国《国民体质测定标准手册》（以下简称《标准》）的指标设定评分方法，将检测到的各项数据进行对比运算，根据运算结果给出受检对象的形态、功能、素质各项和综合的评分和评价，以及达到的体质等级。评定方法与标准采用单项评分和综合评级进行评定。单项评分包括身高标准体重评分和其他单项指标评分，采用 5 分制。综合评级是根据受试者各单项得分之和确定，共分四个等级：一级（优秀）、二级（良好）、三级（合格）、四级（不合格）。任意一项指标无分者，不进行综合评级。具体的综合评级标准见表 2-6。

表 2-6　综合评级标准

等级	得分		
	20~39 岁	40~59 岁	>60 岁
一级（优秀）	>33	>26	>23
二级（良好）	30~33	24~26	21~23
三级（合格）	23~29	18~23	15~20
四级（不合格）	<23	<18	<15

第四节　常见健康影响因素

常见的健康影响因素有多个方面，大致包括环境因素、生物学因素、生活方式因素、医疗卫生因素等。究其原因可知，健康是一个极为复杂的现象，它是许多因素相互交叉、渗透、影响和制约的结果。

一、环境因素

人类生存的环境包括自然环境和社会环境两个方面。这两方面的环境对人类健康影响都很大。除少数纯属遗传因素的疾病之外，所有人类健康问题或多或少都和自然环境或者社会环境有关系。

（一）自然环境因素

自然环境因素是指围绕人类社会活动的自然条件的组合。自然因素对人群健康的影响利弊兼有，我们应该积极采取措施趋利避害，并控制其有害方面的影响。自然环境因素包括化学因素、物理因素和生物因素，我们来探究其利弊。

（1）物理因素。充足的阳光和适宜的气候是人类生存的必要条件。生活和生产环境中的气温、湿度、气流、气压等气象条件，噪声、振动、电离辐射等物理因素，无不与人类生活、生产和健康有着密切关系。如机器运转和交通运输可以产生噪声和振动；高频电磁场和微波的应用，可使周围环境出现高频电磁辐射；放射性物质的人为污染；工业冷却水排入江河造成热污染等，这些在人们生活和生产中造成的物理因素的污染，是常见的影响健康的因素之一。

（2）生物因素。某些生物可以成为人类疾病的致病因素和传播媒介。例如，病原微生物引起的传染病曾经严重威胁人类的健康；许多昆虫和动物在传播某些传染病方面也不可忽视。某些生物可以产生毒素，通过一定方式与人类接触也能造成危害。例如，毒蛇、毒蜂咬伤，误食河豚、毒草等。这些生物因素给人们健康带来的危害，在一定程度上可以采取有效措施，降低其发生的可能性。

（3）化学因素。空气、水、土壤等自然化学组成的都是比较稳定的因素，保证了人类正常生活和生产活动。任何自然因素的变动或人为活动，都可能使空气、土壤、水及食物的化学组成发生变化。例如，无节制地开采矿产资源；人工合成物的不断开发和大量生产；生活、工业、交通产生的废气；生活、工业、农业废水污染水源，大量废弃物污染土壤等。另外，洪水、地震、风暴、火山爆发等自然灾害，有时也可使局部地区的空气、土壤的化学组成发生很大变化。这些常见的化学因素对健康的影响，需要人类用集体的力量来进行规避，同时也需要国家政策法规的大力支持。

（二）自然环境因素对健康的影响

常见的自然环境因素对健康的影响主要是环境污染对健康的损害。自然环境的任何改变，都会不同程度地影响人体的正常生理活动，影响人类的身体健康。

1. 环境污染

环境污染指人为的或天然的原因，使环境的组成成分或状态发生变化，扰乱和破坏生态平衡，对人类健康造成各种有害影响。天然原因指各种自然灾害。严重的人为环境污染称为公害，自然环境中存在的有害因素主要是由环境污染造成的，环境污染物是指进入环境并引起污染或环境破坏的物质。环境污染物按其属性可分为生物性污染物、化学性污染物和物理性污染物三大类：首先是生物性污染物，如病原微生物、寄生虫和各种有害动植物（有毒动植物、鼠类、有害昆虫等）；其次是化学性污染物，常见的有有害气体（二氧化硫、氮氧化物、氯气、一氧化碳、硫化氢等）、重金属（铅、汞、镉等）、农药（有机磷农药等）以及其他无机和有机化合物；最后是物理性污染物，如噪声、振动、电离辐射、非电离辐射以及热污染等。在一般生活条件下，生物性污染是主要的，但由于工业生产的发展，化学性污染已经成为另一类重要污染。

2. 环境污染对健康的影响

由于环境污染的长期性、广泛性、多样性以及它对健康损害的表现极为复杂，归纳起来主要有急性危害、慢性危害和远期危害等。

（1）急性危害。急性危害是由环境有害物质短时间内大量进入机体所致。环境污染可以导致社区人群出现重大突发性事件；在生产环境中，因为设备事故等原因，也可能引起急性职业中毒。这些都是环境污染造成的急性危害。例如，众所周知的英国伦敦烟雾事件，又称煤烟污染事件。工业城市伦敦在未治理前每日要向大气排放 20 万 t 煤烟尘。当特大浓雾降临时，工业区排放出来的二氧化硫和烟尘被浓雾笼罩，造成烟雾事件。伦敦

1873—1965年共发生烟雾事件12次，其中1952年2月的一次烟雾事件中，4日之内非正常死亡人数达到4000人。又如，乌克兰切尔诺贝利核电站核泄漏事件。1986年发生的乌克兰切尔诺贝利核电站泄漏事件，当地放射性污染水平达正常允许量的1500倍，因急性、慢性放射病死亡的人数达237人。由于核燃料钚的半衰期是24.5万年，意味着其危害将延续至永远。

（2）慢性危害。慢性危害是指环境中有毒、有害的污染物低浓度、长时间、反复地作用于机体所产生危害。在生产环境中，由职业性有害因素引起的慢性职业中毒和肺尘埃沉着病则更为多见，是我国职业病防治工作的重点。前车之鉴，如发生在日本的"四日市哮喘病"。1955年开始，日本四日市很快发展成为一个"石油联合企业城"。重硫石油冶炼产生的废气使天空终年烟雾弥漫。全市工厂粉尘年排放量达1.3万t。大气中二氧化硫含量浓度超过标准的5~6倍。从1964年开始到1979年底，确认患有大气污染性疾病的患者人数为775491人，尤以支气管哮喘最为突出，在严重污染的地区比非污染的区域高2~3倍，故被定名为"四日市哮喘"。

（3）远期危害。远期危害也称特殊毒作用，是慢性中毒的一种特殊情况。其危害结果的表现时间更长，有的几十年才能在受害者身上出现症状，有的则是通过子孙后代才反映出来，即遗传效应。远期危害包括致突变作用、致癌作用和致畸作用。致突变作用，突变是机体的遗传物质发生突然变异，突变是生物进化的基础，但致突变作用更可能对人类的健康造成损害，突变如发生在体细胞，则常导致体细胞的异常增殖而形成肿瘤；突变如发生在生殖细胞，则可能导致不孕、早产、死胎或畸形、遗传性疾病。现已证明，绝大部分致癌物都是致突变物。环境中有许多因素能诱发突变。目前已知的化学诱变原已有2000种以上，最常见的有废气中的苯并芘等，工业毒物如苯、甲醛、铬等，食品添加剂如亚硝酸盐等，农药如有机磷等以及药物如烷化剂等抗癌药，都有诱变作用。生物诱变原中主要是病毒，可直接引起基因突变。但生物诱变的致癌作用、病因等问题至今虽未完全阐明，但有些学者认为人类癌症的70%~80%与环境因素有关。根据相关数据统计，环境致癌因素中，80%~90%为化学物质所引起，5%为病毒等生物因素引起，还有5%为放射性因素等物理因素引起。致畸作用，一般指引起胎儿形态结构上异常的作用称为致畸作用，表现为体表四肢畸形和内脏器官缺陷。据估计，美国的新生儿畸形率约为2%。我国新生儿的先天畸形率约为1.28%，因此每年全国先天性畸形儿的数量较多，这未包括先天性愚型病。有人推测大约10%的先天性畸形与环境因素有关。人类胚胎在器官发育期对致畸物最敏感，称为敏感期，一般在怀孕第

2 周到第 2 个月。

环境污染物对人类健康的损害除表现为上述特异性作用外，还有一些非特异性损害。表现为一般多发病的发病率增高、人体抵抗力下降、劳动能力降低等。例如，流行病学调查资料表明，受二氧化硫严重污染地区的居民呼吸道感染的患病率增高，接触含游离二氧化硅粉尘的工人肺结核患病率上升等。另外还有一些间接损害，环境污染还能扰乱环境生态平衡，间接损害人类健康。如自然灾害增加、粮食或渔畜牧业减产、气候异常、建筑物损毁等。全球普遍关注的这类环境问题包括温室效应、臭氧层破坏、酸雨。污染物在非生物环境中总是由浓度低的地方向浓度高的地方迁移；在生物环境中，则容易富集，而使污染物逐级浓集；生物死亡后，经过腐败分解又回到环境中。故一旦环境污染形成，影响广而久，很难消除。

近几十年来，环境污染对健康的威胁早已引起全球的关注，尤其是发达国家，在环境污染的治理方面取得了一定进展，不少曾经肆虐的公害逐渐成了历史。但对发展中国家而言依然任重道远。随着改革开放的深化，我国已成为当今世界上最具经济活力的国家，被称为"世界工厂"，但发展与环境问题的矛盾也随之日益尖锐，"环境保护"已经成为我国的一项基本国策。

（三）社会环境因素对健康的影响

社会环境不仅直接影响个体或人群的健康状况，而且还可以影响自然环境和人的心态环境，从而间接影响人体健康。因此，社会环境因素对人体健康影响的重要性，越来越受到人们的重视。我们从社会发展对健康的影响、经济发展对健康的影响和文化教育对健康的影响三个方面来探讨社会环境因素对健康的影响。

1. 社会发展对健康的影响

从社会制度、人口、家庭三方面来看社会发展，也就是从这三个方面来分析社会发展对健康的影响。

（1）社会制度。在多种社会因素中，社会制度对健康通常起着关键性作用。我国的国民生产总值和人民经济水平，与许多经济发达的国家相比，还有相当的差距。然而，在新中国成立后的几十年里，社会卫生面貌和人民健康水平得到了显著提高，人口出生率下降、死亡率下降、婴儿死亡率下降、青少年生长发育水平提高、平均期望寿命延长、卫生事业发展迅速、卫生条件大为改观。尽管我国经济发展落后于发达国家，但经过相关调查发现，我国主要健康指标已接近发达国家水平，成为发展中国家的典范。

（2）人口。人口的数量和质量不仅在经济的发展中具有重要作用，而且与健康的水平也是息息相关的。一个国家的人口增加1%，经济投资必须增加4%才能把人们的基本生活水平、医疗服务、社会教育和福利事业等保持在同等水平，否则就等于生产没有发展，因为社会经济发展都消耗在新增的人口上了。具体到一个家庭，如果孩子少，同样的经济条件，可使家庭生活包括对孩子的抚养、教育、卫生等各方面都能得到很好的安排和照顾，有利于大人和孩子的身心健康；反之，如果孩子多，相当于减少了收入。家庭经济负担越重，生活水平越低，营养状况越差，父母筋疲力尽，势必影响和损害全家人的健康。人口过多地增长，与经济发展不相适应，还会带来就业困难。失业人口的增多，不仅给社会带来一系列问题，而且在经济上、生活上没有保障，健康也就失去了保障。人口过多也给医疗卫生带来很多问题。由于人口密度过大，促使许多传染病流行，又因社会和个人的经济负担过重，对医疗卫生事业投资相对减少，卫生服务不能适应实际需要，使医疗得不到保障而降低了健康水平。人口增长过快必然造成儿童及老年人口比例增加，由于年龄和健康上的特殊问题，将会造成社会保健工作的负担加重。人口过多加重了环境负荷，环境利用过度造成的环境污染又会对健康造成严重威胁。

（3）家庭。家庭是社会的细胞，它反映了人们最简单、最基本的社会关系。而且家庭又是维护人健康的基本单位。家庭质量对健康的影响表现在多个方面。首先，家庭是以婚姻和血缘关系为基础的人口增殖的基本单位，健康家庭通过优生、优育和计划生育，不但能使人口数量得以控制，而且能保证人口质量，降低人群发病率。其次，家庭是人类社会最基本、最主要的经济和消费单位，家庭经济状况良好或消费功能正常，可保证生活质量，增强体质，减少疾病。再次，家庭是一个具有密切感情接触的团体，家庭成员和睦相处，相互关心、尊老爱幼，有助于保持良好心情和生理状态。最后，家庭是人们休息、娱乐的主要场所，可给慢性病患者精神和物质的支持，帮助其树立战胜疾病的信心；经过一天的紧张工作后，温暖舒适的家庭，对调节情绪、消除疲劳均会产生积极作用。另外，家庭是培养良好生活习惯、卫生习惯、进行家庭成员间健康管理的重要场所。总之，家庭与人群健康的关系是不容忽视的，这一观点已被越来越多的人接受，即许多疾病是在不良的社会环境中，特别是在充满矛盾的家庭生活进程中逐渐滋生起来的。在许多情况下，遗传因素只是疾病的原发因素；如果夫妻关系融洽、家庭和睦，某些遗传性疾病因素就有可能被抑制。

2. 经济发展对健康的影响

经济发展对健康的影响主要表现在投入一定的人力、物力和财力发展卫生事业，促进人民健康水平的提高。而这些人力、物力和财力的来源，有赖于社会经济的发展。只有社会经济发展了，才能加大资金投入用于发展卫生事业，促进人民健康。世界卫生组织的统计资料"全球经济与居民健康状况"中清楚地说明，社会经济的发展，在很大程度上决定着卫生事业发展的规模和速度，决定着健康水平提高的幅度。一般来说，人均国民生产总值高的国家，科学技术水平高，劳动条件、营养状况较好，物质文化生活较丰富，公共卫生设施和卫生保健较完善，这些都有利于提高人群健康状况。

3. 文化教育对健康的影响

教育是反映一个国家和民族文化水平高低的主要指标。对于教育与健康，许多专家一致认为，受过良好教育的人，接受卫生知识多，在日常生活中较为注意自我保健，讲究合理的饮食，培养良好的生活习惯，因而得病机会较少，健康水平也较高。例如，美国的研究表明，受过教育16年以上的母亲，其新生儿低体重比例为4.9%；受教育不到9年的母亲，其新生儿低体重比例为9.9%；文盲妇女其婴儿死亡率是受过10年以上教育妇女的婴儿死亡率的2.5倍。文化是人类在社会发展过程中所创造的物质财富和精神财富的总和，每一个时期的社会都有与其相适应的文化，并随着社会物质生产的发展而发展，随着社会制度的变革而改变。教育、科学、艺术、道德、法律、风俗习惯等均属于文化的范畴。人们生活在社会和文化环境中，文化因素也像其他社会因素一样对健康起着十分重要的影响。文化水平的提高使人们自觉地进行预防保健，健康水平也就自然提高。因此，促进健康的一个重要方面就是从文化教育入手，改变个体和群体的不良卫生习惯，加强卫生文明建设，包括开展健康教育、提倡符合卫生要求的生活方式和劳动方式、合理的饮食构成和习惯、愉快的精神生活或参加有益于身心健康的文体活动等，从而促进人民健康水平的提高。

二、生物学因素

生物学因素中需要特别提出的是遗传因素和心理因素。这两方面的因素是构成生物学对人类健康产生影响的主要方面，影响范围广、程度深，是很多专家学者都非常关注的因素。

（一）遗传因素

遗传因素的改变可使机体获得遗传易感性，加上一定的环境因素的作用使机体发生相应的疾病，如蚕豆病（红细胞中缺乏 6-磷酸葡萄糖脱氢酶，吃蚕豆时出现溶血）等。遗传物质的改变也可以直接引起遗传性疾病，如某种染色体畸变可以引起先天愚型，某种基因突变可以引起血友病等。高血压病、糖尿病、肿瘤、精神疾病、肥胖等都是与遗传相关的疾病或健康问题。预防遗传性疾病，通过提倡科学婚姻、优生、优育、计划生育、提倡适龄婚配、适龄适时生育，并用法制来管理婚姻和生育，这是民族世代繁衍、增强人民体质、获得健康美好生活的基本措施之一。遗传因素对身体健康的影响越来越受到人们的重视，因此人们在孕育下一代的过程中将会采用多种方式进行防御。

（二）心理因素

心理因素对健康的影响是多方面的，也是非常复杂的。积极良好的心理因素能够十分有效地促进身心健康；反之，消极的不良心理因素则会损害心身健康。在日常生活中，心理紧张刺激是普遍存在的。适度的紧张是正常生活中所必需的，也是不可避免的。如果心理紧张超过了限度，不仅会损害健康，甚至可以引起疾病。心理紧张刺激主要是由于理想、愿望和需要等遇到对抗力量而不能实现时，或者说是主客观环境不相适应而引起的。心理过度紧张作为一种反应状态而损害人的健康，是因为它往往会伴随着发生一系列的强烈的或持久的消极情绪。人们经历最多的是紧张生活事件，如政治上的压抑、经济上的沉重负担、亲人亡故、婚姻破裂、家庭不和、生活波折、升学就业困难、人际关系紧张等，这些事件造成心理紧张。社会学调查表明，人在亲人死亡、居丧期间的死亡率高于正常时期的7倍；父母离婚、家庭不和、丧偶、家长失业、孩子失学等的家庭成员其精神病、自杀、犯罪率显著高于健康的家庭成员；老人因子女虐待、贫困、缺乏照顾等可促使其产生孤独感、社会隔离感、恐惧感，产生厌世行为，并使多种老年疾病加重。当今社会充满了竞争，给人们带来了前所未有的心理压力，因此，必须增强心理承受能力，保持健康心理和良好的情绪，以获得身心全面健康。

三、生活方式因素

生活方式是指人们长期受一定民族、经济、社会、文化、风俗、规范，特别是家庭影响而形成的一系列生活习惯、生活制度和生活意识。世界卫生组织估计，在多数发达国家中半数以上的心血管疾病和各种肿瘤的 1/3 与个人的生活方式和行为有关。有关调查显示，对健康危害性最大的是不良的生活方式和行为，它占影响健康的百分比大致高达 48.9%。不良的生活方式主要包括吸烟、酗酒、不良的饮食习惯、缺乏锻炼，也包括个人卫生习惯不良、居家环境脏乱差、作息时间紊乱等。

（一）吸烟

吸烟曾经被世界卫生组织称为"20 世纪的瘟疫"，无异于"慢性自杀"，并称在世界范围内烟草消费是造成死亡和伤残的最大的可预防的原因。① 吸烟与慢性支气管炎、肺病的发病密切相关。我国一些调查结果表明，吸烟者较不吸烟者的患慢性支气管炎的相对危险性较高，并随吸烟量的增加危险性也增大，每日吸 20～29 支，相对危险性为 3.85；30～39 支为 6.45；40 支以上为 12.9。因此，为了提高人们的健康水平，必须通过健康教育、社会立法、社会道德、经济手段、医学措施等综合性方法来控制吸烟。

（二）酗酒

酗酒就是过量饮酒，它有害于健康，特别是长期酗酒危害更大。酗酒对健康的影响可分为急性与慢性两大类，前者如酒精（乙醇）中毒，包括猝死、车祸、犯罪、斗殴、家庭不和等；后者有酒瘾综合征、肝硬化、心脑血管疾病、消化道肿瘤、精神疾患等。酗酒的同时大量吸烟，具有协同致癌的作用。酗酒者的死亡率及患病率比一般居民都要高，加之有酗酒引发的家庭矛盾（家庭暴力等），使酗酒者及其家庭身心健康都受到了危害。

（三）不良的饮食习惯

不良的饮食结构和饮食习惯可危害健康，科学的饮食是维持健康不可或缺的要素。例如，很少吃新鲜蔬菜或水果是发生多种癌症，特别是食管癌和胃癌的一个重要危险因素。吃蔬菜也要讲究方法，一般以生冷为好（必须经过清洗的、干净的），因为过高的温度使蔬菜中的维生素 C 与干扰素诱导剂（干扰素有抗肿瘤和抗病毒的作用）被破坏，而失去其营养价值。吃过多的盐对健康不利，高盐饮食是高血压病的主要病因之一，高盐

---

① 早在 1988 年世界卫生组织就将每年的 5 月 31 日定为世界无烟日，呼吁人们远离香烟，健康生活。

饮食还与胃癌的发病有关。摄入过多的蛋白质、脂肪和糖，容易引发冠心病、肥胖症、糖尿病等，食物过分精细，可使结肠癌的发病率增高。所以日常生活中要注意良好的饮食习惯的培养，科学合理进食。

（四）缺乏锻炼

增强体质、健康发育是体育锻炼可以带来的效果。体育锻炼还可以防治疾病、延缓衰老，也可以丰富生活、调节心理和情绪。总在伏案工作或看电视、不爱运动或者很少做体力劳动的人，久而久之会患肥胖症，多余的重量对心脏造成很大的负担，关节也会变得不那么灵活。而且缺乏体育锻炼的人体内自由基水平增高，氧自由基与低密度脂蛋白接触，动脉中易于形成阻塞性脂肪物质，有规律的长期体育锻炼会保护人的血管内皮，能避免因年龄不断增长而导致的血管变化，从而延缓衰老，抵御疾病，收获健康。

四、医疗卫生因素

一个国家的医疗卫生组织包括该国家内所有保障和提高人民的健康、治疗疾病和受伤的人员、组织、系统、过程。医疗卫生因素指的是医疗卫生系统中影响健康的因素，包括预防、医疗及康复方面的因素。医疗水平低、误诊、漏诊、医务人员数量少、质量差、初级卫生保健网不健全、重治疗轻预防、重城市轻农村、缺少康复机构等都是不利于健康的因素。许多健康问题是卫生系统本身造成的。预防工作未能很好地落实，使全世界每年有大批儿童死于可以预防的传染病。滥用药物和交叉感染也给人类带来灾难。医疗卫生服务是指促进及维护人类健康的各类医疗、卫生活动。它既包括医疗机构所提供的诊断、治疗服务，也包括卫生保健机构提供的各种预防保健服务。一个国家医疗卫生服务资源的拥有、分布及利用将对其人民的健康状况起重要的作用。与农村相比，城市的医疗卫生服务较完善，因此，应加大农村医疗卫生方面的投入，实现全民医疗卫生服务共享。图 2-3 为城市社区医疗卫生系统比较完整的结构，为各地区的医疗卫生服务的发展和改进提供了范例。

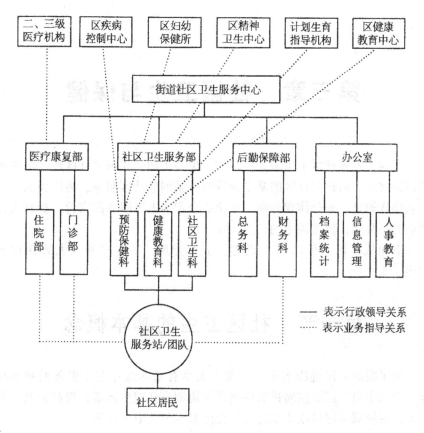

图 2-3　城市社区医疗卫生系统结构图

第三章　社区卫生与保健

当前，发展社区卫生服务是落实中央关于加强我国"社区建设"的重要措施之一。通过对社区的基本管理与一系列的社区服务，为广大的人民群众排忧解难，充分体现党和国家全心全意为人民服务的宗旨，提高人民群众的幸福感，促进国家的长治久安。

下面从社区卫生的基本概念、基本管理、基本服务三大方面展开叙述。

第一节　社区卫生的基本概念

为了提高全民健康水平，实现人人享有基本医疗卫生服务的基本标准，中共中央、国务院通过文件指出要协调公共卫生体系，提高公共卫生服务，促使城乡居民逐步享有均等化的基本公共卫生服务。

一、基本概念

社区卫生服务（community health care/community health service，CHC/CHS）是指以基层卫生机构为主体，以初级卫生保健原则为指导，合理利用社区资源和技术，以人民群众的健康为中心，以家庭为单位、社区为范围、需求为导向，将解决社区卫生问题、满足基本卫生服务需求作为目的，提供有效、经济、综合、方便的基层卫生服务。

二、社区卫生服务的发展背景

社区卫生服务的发展是适应当今社会不断发展的卫生状况以及不断改革的相关政治制度来优化社区卫生服务。

（一）适应深化卫生改革

现今社会中，卫生资源分配不均以及不合理分配的现象极其严重。导致"看病难、看病贵"，医患矛盾日益增加。其主要原因就体现在卫生资源过多集中在大城市和大医院，许多常见病、多发病在基层医疗机构中不能得到有效的解决，致使医疗资源的闲置以及病人负担不断增加的现象持续发生。

所以，合理调整、完善资源并向基层社区倾斜是未来发展的方向。积极发展社区卫生服务，使群众在基层就可以解决基本的健康问题，同时为群众提供更为及时、便捷的卫生服务。这样更有利于调整我国卫生服务体系的结构、功能、布局，使其逐渐趋于完善，实现"小病在社区，大病进医院"的理想政策，提高效率，降低医疗成本。

（二）适应医疗保险制度改革

近年来，国家提出了一系列有关城镇职工基本医疗保险制度、城镇居民基本医疗保险制度和新型农村合作医疗保险制度等法规文件。同时这些制度也促使了社会卫生服务的不断发展，在基层的医疗部门就可以就诊一些常见的疾病，调理慢性病；同时通过一系列基本的健康教育，提高人民群众整体的健康水平，降低疾病的发病率；帮助指导参保居民合理利用大医院医疗服务，既保证基本医疗，又降低成本，也对各项医疗制度的实施起到支持的作用。

（三）适应人口的迅速变化

现阶段，我国已经初步迎来了人口老龄化，从而增加了许多社会需求，人们的健康卫生需求的不断变化，如何实现"病有所医，老有所养"的理想化状态，是亟待解决的一个问题。

所以，为了适应我国老龄化的现状，社区卫生服务的发展和不断优化要基于我国的基本国情，做到合理发展。

（四）适应社区居民对卫生服务的不同需求

自改革开放以来，人们的生活文化水平都得到了很大的提高。人们对健康的重视也发生了很大变化。所以提高社区卫生服务覆盖面、使广大群众获得基本卫生服务，也有利于满足群众日益增长的多样化卫生服务需求。社区卫生服务强调预防为主、防治结合，有利于将预防保健真正落实到社区、家庭和个人，对提高人群健康水平发挥重要和积极的作用。

（五）适应多种疾病死亡原因的变化

随着我国卫生事业的不断发展以及医疗水平的不断提高，一些严重威胁人民群众健康的传染性疾病的发病率和死亡率逐步下降，但类似于心脑血管疾病、恶性肿瘤、糖尿病等慢性病的发病率与死亡率则不断上升，已严重威胁到人们的身体健康。

2003 年和 2008 年两次进行的国家卫生服务调查结果可以看出，高血压等慢性病的发病率不断升高，尤其是在城市居民，更加显著（表 3-1）。

表 3-1　我国居民慢性病发病率前五位

单位：%

慢性病	合计		城市		农村	
	2003	2008	2003	2008	2003	2008
高血压	26.2	54.9	54.7	100.8	16.4	38.5
胃肠炎	10.3	10.7	9.8	7.9	10.5	11.7
糖尿病	5.6	10.7	16.3	27.5	1.9	4.8
类风湿关节炎	8.6	10.2	8.4	7.2	8.7	11.3
脑血管病	6.6	9.7	8.1	10.2	4.4	8.3

根据国家卫计委统计中心于 2013 年出版的《2012 中国卫生统计年鉴》，与城市和农村相较居民死因顺位前三项排列在 2011 年与 1990 中存在很大变化（表 3-2、表 3-3）。

表 3-2　我国城市居民主要疾病死亡率及死因构成（前三）

死因顺位	1990年			2011年		
	死因	死亡率（1/10万）	构成比（%）	死因	死亡率（1/10万）	构成比（%）
1	恶性肿瘤	128.03	21.88	恶性肿瘤	172.33	27.79
2	脑血管病	121.84	20.83	心脏病	132.04	21.30
3	心脏病	92.53	15.81	脑血管病	125.37	20.22

表 3-3 我国城市居民主要疾病死亡率及死因构成（前三）

死因顺位	1990年			2011年		
	死因	死亡率（1/10万）	构成比（%）	死因	死亡率（1/10万）	构成比（%）
1	呼吸系病	159.67	24.82	恶性肿瘤	150.83	23.62
2	恶性肿瘤	112.36	17.47	脑血管病	138.63	21.72
3	脑血管病	103.93	16.16	心脏病	123.69	19.37

由表 3-3 可以看出，近二十年来，我国居民因恶性肿瘤和心、脑血管疾病导致死亡的案例不断增多，它们在死亡原因中的构成比不断增大，至

2011 年，这三项的构成比在城市和农村已分别达到 69.31% 和 64.71%，逐步成为城乡居民的主要致死原因。

因为慢性病的病因大多与环境因素、心理行为因素、社会因素等诸多因素有关，缺乏单一的特异性治疗手段，只有在新型社区卫生服务体系提供的健康促进、社区干预等防治结合的综合服务措施下才能得以解决。

第二节　社区卫生的基本管理

我国社区卫生的管理包括多个方面，如机构管理、信息管理、经济管理、质量管理、绩效管理等方面，决定着社区卫生制度能否有效进行。

一、社会卫生服务机构的管理

城市与农村的社区卫生服务机构有所不同。城市社区卫生服务机构包括社区卫生服务中心和社区卫生服务站。农村卫生服务机构包括乡镇卫生院和村卫生室。

（一）城乡卫生服务机构的设置

城乡基层卫生机构的设置是在区域卫生规划指导下，按照社区卫生服务规划和当地的医疗机构设置而进行的。

区域卫生规划是为了满足区域内所有居民的卫生服务要求以及保护、增进居民的健康。区域规划可以对所有的卫生资源进行合理的分配和规划。

区域卫生规划由政府负责制定并组织实施，一般将省辖市行政区域作为基本规划单位。将区域内的各部门、各行业以及军队在地方设置的卫生资源纳入到规划范围之中。个体行医以及其他所有制形式的卫生资源配置都要按照规划的总体要求进行。

城乡基层卫生服务机构是卫生资源与卫生服务体系的重要组成部分，所以在设置基层服务机构时要按照规划和指导进行，以服务的人口数量以及服务的范围和行政区域等因素为参考依据从而进行合理的安排，防止资源浪费、资源闲置的情况发生。

要始终坚持以政府为主导进行机构的设置，调动社会的积极性，鼓励其积极参与，充分利用现有的卫生资源。如果出现卫生资源不足的情况，应及时补充和完善。要按照平等、竞争、择优的原则，对社区卫生服务的发展进行统筹，充分体现社会力量对社区卫生服务机构的作用。

城市社区卫生服务机构以社区卫生服务中心为主体。而农村乡镇原则上按照乡镇设置，每个建制乡镇至少设置 1 所由政府举办的乡镇卫生院。每个行政村设置 1 所村卫生室，在乡镇卫生院所在地的村可不设置。

机构的设置与审批要严格执行国家对医疗卫生机构的管理法规。各类社区卫生服务机构均需要按照独立法人医疗机构进行申报。目前我国对社区卫生服务机构的准入管理主要参照《医疗机构管理条例》，再根据各地制定的《条例》实施细则进行申报审批。

（二）城市社区卫生服务机构的建设标准

中央和省主管部门先后下发了机构的建设标准，对社区卫生服务体系建设起到了积极的促进作用。但在建设社区卫生服务机构的标准化中需求满足一定的要求。

1. 提高社区卫生服务机构的建设水平

根据社区卫生服务机构的功能任务，结合省市地理位置以及经济发展状况和人民群众的健康需求。当社区卫生服务中心建筑面积不低于 $3000m^2$ 时要开设 30~50 张病床，若社区卫生服务站建筑面积不低于 $150m^2$ 便要开设日间观察床 3 张，不设病床。

为了彰显社区卫生服务机构的人性化服务理念，城市社区卫生服务机构要设置扶手、无障碍通道和电梯，为老、病、弱、残以及孕妇和婴幼儿等人群的就诊提供便利。在门诊大厅设置电子显示屏，主动公开服务价格和服务流程。开设服务预约咨询电话和导医咨询台，采用窗口、诊室、电话、网络等多种预约方式方便居民预约和咨询。按照卫生部《社区卫生服务机构标志使用规定》配置式样统一、指向清晰、色彩醒目、便于识别的标志系统引导就诊群众有序就医。候诊区、输液室、病房放置电视和宣传健康知识等信息，让人民群众可以提高医疗知识的认知。要做到"一患一医一诊室"使患者的隐私得到保护。

2. 落实政府的主体责任

努力实现每个街道都由政府建设一所社区卫生服务中心的目标，要积极贯彻落实国家关于区级政府不办医院、重点发展社区卫生服务的政策规定。社区卫生服务中心应为独立法人机构，实行独立核算、独立运行，由当地区级卫生行政部门实行统一管理。

政府举办的社区服务中心及社区服务站要实行一体化管理。其他的社区服务站受社区服务中心的业务管理。

3. 规范业务科室设置

业务科室的规范设置要按照精简、效能的原则。在社区卫生服务中心设置预防保健、临床、医技等业务科室和管理保障部门。

预防保健科室应设妇女保健室、儿童保健室、健康教育室、健康体检室、免疫接种室、计划生育室、疾病预防控制科、卫生监督协管科等多种科室。临床科室应设急诊室、抢救室、全科诊疗室（不少于4个）、中医科、针灸推拿科、康复科、物理治疗室、输液室、治疗室、门诊手术室、处置室、日间病房等，具备条件的还可增设妇产科、口腔科、眼科、耳鼻咽喉科、临终关怀科等。管理保障部门应设挂号、收费、会计室、后勤管理以及行政办公室等。病房应不少于15个双人间。社区卫生服务站应设全科诊疗室、治疗室、注射室、预防保健室、健康宣教室、药房等科室。

根据具体情况的不同，服务机构可依据社区的基本条件设置其他口腔科、输液室等，但不设置其他临床科室。

4. 严格规范机构命名

社区卫生服务机构的名称要做到规范，以社区卫生服务站和服务中心的第一名称进行执业登记并登记机构的规范名称。

其命名原则为：所在区市名+所在街道镇名+识别名（可选）+社区卫生服务中心；社区卫生服务站的命名原则是：所在街道（镇）名+所在社区名+社区卫生服务站。同时，社区卫生服务机构应使用国家规定的统一标志。

5. 美化机构建筑环境

在社区卫生服务机构的建筑环境方面，要贯彻安全、经济、适用、美观的原则。在功能区分配明确的基础之上要做到建筑简洁大方，布局紧凑，内部的交通便捷。整体环境舒适温馨。建筑的装修和环境设计要体现出现代城市的文化，科学化建设环境景观，要求绿化面积达到20%以上。而整体的色彩选择代表健康的绿色。在室内的装修方面要光滑整洁利于清洁和消毒。要求医疗用房墙面、屋内墙顶与地面不起尘，便于清扫和维修，打造出社区卫生品牌特色。

二、社区卫生的信息化管理

如今我国的社区卫生服务正处于飞速发展的阶段中，伴随着医疗卫生事业的改革和发展，社区卫生服务信息管理也存在巨大的提升空间，信息管理工作将在构建社区卫生服务中心、满足社区居民卫生服务需求以及加强管理与监督中发挥非常重要的作用。

（一）社区卫生服务信息的概念与特征

社区卫生服务信息包含着各种数据、符号、信号、实物等，是一种有助于消除社区卫生服务内外环境把握方面的不确定性的一种存在，它在卫生工作中以及工作人员发现、分析问题并解决问题的过程中起着重要的作用。

信息的两个主要特征可以体现在两个方面：一方面是可传递性，信息的基本载体有语言、文字、电波；另一方面则是测量性。利用信息论的基本思想，把系统的一个运动过程看作是信息传递和转换的过程，通过对信息流程的分析和处理，达到对这一复杂系统运动过程规律性的认识。

（二）信息内容

社区卫生服务信息的内容极其丰富，其中的关系也极其复杂，信息的主要内容有以下几项。

1. 社区环境信息

（1）人口状况：人口总数及年龄分布构成，人口的迁移与流动等。

（2）经济状况：主要包括当地工业农业产量总值，财政的收入与支出，以及人均收入差距，不同家庭的主要收入来源。

（3）文化观念：当地居民的受教育程度，对健康、疾病的看法和医疗卫生服务的认识，还包括当地的风俗习惯。

（4）社会环境：主要为当地居民的婚姻状况、家庭结构及成员关系以及社会支持系统状况，行政区划、学校及其他组织状况，政府对卫生工作的支持与社会技术资源（如电力供应、通信设施）状况等。

（5）自然环境：当地地理特征与气候状况，住房、供水源、食物、排泄物处理设施等。

（6）科技环境：医学及相关科学与技术的发展动态等，远程辅助医学诊断与远程医学教育信息管理等，药品、制剂、器械、新技术、新方法等。

（7）政策环境：卫生政策、法规及改革方针，财务、工商、物价管理等。

2．居民健康状况信息

（1）总体健康：总死亡率、婴儿死亡率、孕产妇死亡率以及对寿命的期待值等。

（2）身体健康：居民所患传染病、地方病、职业病及癌症、心脑血管疾病等的发病（患病）情况以及死亡情况。

（3）心理健康：主要精神疾病（焦虑、抑郁症等）的患病情况等。

（4）社会健康：当地居民的社会交往与人际关系障碍情况以及社会适应能力等。

3．卫生资源信息

（1）人力资源：包括所在区域中卫生人员的数量与种类、年龄结构、专业分布与构成等。

（2）物质资源：包括社区卫生部门的药房、诊所、病房等的数量、状况与分布等；药品的供应情况，诊疗仪器、床位、交通工具等的数量及完好状况与利用率等。

（3）经费资源：要明确当地的财政拨款、专项建设费用、业务收入及各项支出等。

4．卫生服务信息

（1）医疗服务：指在不同地区、不同层次分别提供的医疗服务的种类、数量和质量等。

（2）预防服务：计划免疫、健康教育、改水改厕等预防工作的开展情况。

（3）保健服务：孕产妇系统管理、妇女常见病防治及儿童生长发育监测工作情况等。

（4）康复服务：残疾人的治疗、设施提供及社区康复工作开展情况等。

5．卫生管理信息

（1）监督控制：上级对下级的技术与管理指导等。

（2）组织制度：组织的管理体制、制度等。

（3）目标计划：组织的功能、使命与目标；组织的规划与计划机制和过程等。

6. 居民卫生行为信息

（1）吸烟行为：管辖地区吸烟总人数及其人群分布以及吸烟量的多少、开始吸烟的年龄、吸烟时间长短等。

（2）饮酒行为：管辖区域内饮酒人数与分布，饮酒量与频率，饮酒起始年龄与时间长短等。

（3）吸毒与性乱：有无吸毒现象存在，有无同性恋、性关系混乱、商业性性服务等现象的存在等。

（4）就医行为：居民计划免疫、妇幼保健等服务的接受与参与程度，居民生病后就医的及时程度及对医嘱的依从性大小等。

（三）社区卫生服务信息的作用

1. 信息是决策和计划的基础

制订决策的计划和决策是管理中最为重要的职责所在。但在进行科学的决策与计划之前，机构必须提供可以反映客观实际的信息，并以其作为支撑。也可以说，在一定意义上决策的水平和质量取决于信息工作的水平和质量。

如果要制定社区卫生服务工作年度计划，就需要以社区卫生近几年的工作情况作为信息依据，并结合可能存在的客观因素加以分析，从而做出详细计划。

2. 信息是控制和监督各项工作的依据

信息是控制的基础，一切信息传递都是为了控制，但只有各种信息的反馈才能够达到控制的目的。如果没有反馈就不能实现控制。

实施控制的办法之一就是"检查"，检查工作的目的就是为了衡量目前的工作成绩，找出其中存在的不良影响因素，从而起到计划的目标，发挥其反馈调节信息的作用，对工作的实际情况进行检查并衡量，从而加快工作的进展。

但是在任何一项工作的完成过程中，都会出现一些不可控制的外部因素，造成实际工作出现误差，与计划产生偏差，这些都需要机构实施协调和控制，这就必须了解偏差和消除这种偏差的方法，为此必须依靠信息的传递来实现。

3. 信息是评价系统实现目标的手段

在决策与规划（计划）的制订的过程中必须要以可靠、有效的信息为依据。为了实现规划（计划）的预期目标，必须对规划的执行过程进行科学管理，即实行监督和评价，要具备一定的信息支持。

社区卫生服务评价是为了及时总结计划实施后的社区卫生服务所取得的成效和工作经验，找出问题并分析问题，吸取经验，从而改进工作过程中所存在的问题。评价工作要在计划实施时就要开始进行的，并不仅仅是在社区卫生服务计划完成之后。

通过评价工作可以鉴定社区卫生服务计划实施的进度、效果和效益，对控制社区疾病和促进社区健康产生的影响，并以此说明社区卫生服务的合理性、价值和需要的程度。评价工作是计划的延续和发展，它保证社区卫生服务计划的实施得以顺利进行，同时对发现的问题、存在的矛盾以及失误、遗漏和不完善、不可行的内容等随时进行评价并予以修订和调整。

4. 信息是沟通评价系统内部和外部联系的纽带

为了协调系统各层次和各部门的活动，机构必须利用信息来建立各个方面之间的关系，并沟通系统的内部和外部两方面。没有信息网络就不能实现有效的管理。

在社区卫生服务体系中，各个层次与各部门之间的沟通是通过信息传递实现的。领导通过现场调查、汇报、会议等方式与部门保持联系。科与科之间的工作关系是通过有关的规章制度如接诊、会诊等制度来实现。

5. 信息是研究工作延续的保证

几千年的人类文明证明了今天的知识是以前实践工作的成果，我们在巨人的肩膀上腾飞。随着时代的进步和科技的发展，信息变得越来越重要，促使社会进入"信息爆炸"的时代。随着信息科学的发展，加强社区卫生服务信息管理已成为社区卫生服务管理的重要组成部分。

三、社区卫生服务的经济管理

社区卫生服务的经济管理分为几个方面，下面将进行具体阐述。

（一）成本管理

1. 成本核算的意义及成本的构成

社区卫生服务成本核算是提高其经济管理水平的重要手段，也是从粗放型增长模式向集约型增长模式转变的基础。没有成本核算就难以实施标准化管理，通过成本核算管理，降低成本，提高效率，使有限的卫生资源为社会提供更好的医疗和卫生服务。

社区卫生服务费用一般由 6 个部分组成，包括人员劳务费、公务费、卫生业务费、卫生材料费、低值易耗品和固定资产折旧及大修理基金提成。购置固定资产和无形资产等已按规定提取过的福利金不计入成本。

2. 成本核算的步骤及方法

（1）确定成本核算单位。医疗服务的成本核算通常作为医院和部门的综合单位；以疾病种类和项目为基本单位。更常用的是院科两级核算。在部门成本核算的最大优势下，可以让医务人员参与会计管理，这有利于责任的落实。

（2）科室成本核算。社区卫生服务机构的系统构成是极其复杂的，由于各个部门不同的业务性质，导致其核算的方法也不尽相同。其步骤是：首先确定适当的分摊单位，如职工人数或病床数；其次计算每分摊单位的成本；再次计算各科室的分摊间接成本，即科室分摊间接成本＝科室分摊单位成本。

（3）项目成本核算。项目成本核算是计算医疗卫生服务成本的一种方法。每个医疗服务项目的费用都有一个相对固定的部门，这与每个部门的工作密切相关。由于目前的医疗服务补偿支付主要是"后付制"，在医疗卫生服务中计入项目单位成本，可以调整收费的服务标准和补偿机制提供依据。项目成本核算是以部门的成本核算为基础，加上间接成本的评估，以及由部门提供的服务项目分配。在某些收费标准下，该部门还试图降低成本，增加经济效益，这是控制成本的好方法。根据部门提供服务，服务可分为挂号项目（门诊、急诊）、病床项目（病房床位）、检查项目（超声、心电图、病理镜）、治疗项目（针灸、按摩、注入，物理疗法，治疗）、化验项目、放射项目、手术项目、分娩项目、慢性疾病管理项目、女性健康保健、儿童保健项目、免疫程序等。

（4）病种成本核算。疾病成本核算是以病种为核算对象进行归集与分配费用、计算出每一病种成本的方法。利用病种成本核算，可以反映社区卫生服务管理水平和经济效益的高低，但对计算方法与基线资料要求高。

（二）财务管理

改善社区卫生服务机构的经济管理，建立和完善社区卫生服务机构的财务管理制度，以确保社区卫生机构开展正常的经营活动，提高卫生资源的利用率，明确账户信息，减少浪费。

1. 收入管理

社区卫生服务机构收入包括医疗收入、财政补助收入、上级补助收入和其他收入。

（1）医疗收入。即基层医疗卫生机构在开展医疗卫生服务活动中取得的收入，包括门诊收入、住院收入。基层医疗卫生机构门诊、住院收费必须使用省（自治区、直辖市）财政部门统一监制的收费票据，并切实加强管理，严禁使用虚假票据。医疗收入原则上要求当日发生当日入账，并及时结算。严禁隐瞒、截留、挤占和挪用。基层医疗卫生机构要严格执行国家物价政策，建立健全各项收费管理制度。

（2）财政补助收入。即基层医疗卫生机构从财政部门取得的基本建设补助收入、设备购置补助收入、人员经费补助收入、公共卫生服务补助收入等。

（3）上级补助收入。即基层医疗卫生机构从主管部门和上级单位等取得的非财政补助收入。

（4）其他收入。即上述规定范围以外的各项收入，包括社会捐赠、利息收入等。

2. 支出管理

财务支出是指基层医疗卫生机构开展医疗卫生服务及其他活动发生的资金耗费和损失。

（1）医疗支出。基层医疗卫生机构在开展基本医疗服务活动中发生的支出，包括人员经费、耗用的药品及材料成本、维修费、其他公用经费等。

（2）公共卫生支出。基层医疗卫生机构在开展公共卫生服务活动中产生的支出，包括人员经费、耗用的药品及材料成本、维修费、其他公用经费等。由于城乡基层卫生机构公共卫生支出的主要部分是承担基本公共卫生服务项目所产生的支出，这部分资金源自各级政府的专项补助资金，在管理上必须实行专账管理，严格按照政府主管部门的规定进行列支。资金应当主要用于提供服务的人员费用、耗材、试剂、资料印刷等，大型设备购置、房屋维修、人员培训等费用不得在专项中列支。

（3）基建设备补助支出。即基层医疗卫生机构利用财政补助收入安排的基本建设支出和设备购置支出，其支出的管理按国家有关规定执行。

（4）其他支出。即医疗卫生支出、财政基建设备补助支出以外的支出，包括罚没支出、捐赠支出、财产物资盘亏损失等。

（5）待摊费用。即基层医疗卫生机构为组织、管理医疗活动等所发生的需要摊销的各项费用。期末将待摊费用合理分摊到有关支出。

对于支出管理方面存在以下几点主要要求。

（1）社区卫生服务机构从财政部门和主管部门取得的有指定项目和用途并且要求单独核算的专项资金，应当按照要求定期向财政部门或者主管部门报送专项资金使用情况。

项目完成后，机构应当报送专项资金支出决算和使用效果的书面报告，接受财政相关部门的检查、验收。

（2）社区卫生服务机构的支出应当严格执行国家规定的开支范围及标准；国家没有规定的，由基层医疗卫生机构规定，报主管部门和财政部门备案。基层医疗卫生机构要加强对支出的管理，不得虚列虚报，不得以计划数和预算数代替。在物资采购上，应当严格执行政府采购和国家关于药品采购的有关规定。

（3）机构必须建立财务科目、会计制度、财务监督等制度。要分别建立财务账册、药品账册、设备物资账册。财会人员要明确分工，落实责任制，做到账目清楚，收支相符，管账与管物严格分开，以利于互相监督。为了做到合理收支，各项服务的收费标准和药品单价均应明码标价，接受群众监督。收取费用时必须出具收费凭证（发票），并保留存根，作为入账凭证。

（4）严格的收支手续是财务管理的一项重要内容。要严格执行财政和物价管理部门关于票据使用管理的规定，一律使用正规的收费凭证。各项支出的报销，只有正式发票才能用作报销凭证，一切无发票的支出，原则上不能报销入账。

3. 财务监督

财务监督是财务管理的重要职能之一，它贯穿于从预算编制到资金运用、审核凭证、报账记账、编制报表的全过程，甚至包括经济效果考核和审计过程，都存在着财务监督。财务监督的形式有定期和不定期的，有全面与专题的，有专业性的，也有群众性的，具体方式要根据监督的内容与要求而定。

社区卫生服务机构财务监督的内容主要包括以下几点。

（1）业务收入方面。收费标准是否符合卫生行政主管部门的规定，有无缺收、漏收、错收和滥收现象。药品的差价是否符合规定，收入是否有凭证，手续是否齐全。

（2）业务支出方面。凭据是否合法，各项支出是否符合财务规定，是否扩大开支范围和提高开支标准，支出是否按计划执行，有无铺张浪费、假公济私、贪污盗窃行为，有无盲目采购药品及物资积压等情况。

（3）资金使用方面。主要看库存现金有无欠款、非法挪用，核定的库存量是否超过，财产物资保管是否得当，有无丢失、损坏、浪费现象；固定资产的使用是否达到预期的要求等。

财务监督中发现的问题，机构应及时向有关领导汇报，提出解决的办法和改进的措施，以维护集体财产的安全，提高资金使用效果，增加社会效益和经济效益。

四、社区卫生服务的质量管理

社区卫生服务质量是社区卫生工作的生命线，社区卫生的持续发展是重视社区卫生的首要目标。

（一）全面质量管理

1. 全面质量管理的概念

在医疗卫生方面，全面质量管理是指建立健康服务的全过程质量管理体系，以达到最佳的卫生服务效果，最大限度地满足社会人民的健康需求。其最大的特点是从过去的事后检验和把关为主到预防和改善管理，从管结果到管因素，做到发现影响质量的因素。成员和部门参加，依靠科学的管理理论和方法的医疗卫生服务在整个生产过程控制，以确保提供高质量的医疗卫生服务。

2. 全面质量管理的目标

（1）获得更好的卫生服务质量，提高卫生服务的水平和质量，做到让群众放心，让群众满意。

（2）合理配置资源，提高医疗卫生服务的科技水平，充分发挥社区服务的作用，提高管理水平。

（3）积极培养卫生工作人员，提高综合能力素质。

3. 全面质量管理的基本观点

（1）质量第一的观点。质量第一是核心。这一观点强调质量是产品和服务的生命。它要求所有的产品设计、制造和销售管理都要把质量放在第一位，所有的服务工作都要坚持质量第一。对卫生保健机构来说，这一点更为重要，因为是为了服务大众，所以质量错误往往无法弥补。

（2）预防为主的观点。把质量管理由事后检验，转为事先预防，做好预防是保证质量的前提。

（3）用数据说话的观点。应是指在质量管理的过程中尊重客观实际，坚持实事求是，科学分析，用事实和数据说话，用事实和数据反映质量状态。

（4）标准化的观点。统一质量参数是质量管理的基础。社区卫生服务组织应全面实施质量管理，承担全部责任、技术规范、物资设备管理，制定质量标准，规范实施，同时进行组织、宣传、监督和检查工作。

（5）系统化的观点。把质量和质量管理作为一个完整的系统，需要对构成质量体系的要素进行全面的管理。按照制度的观点，提高医疗卫生工作质量，保障人民群众的健康，需要对系统各要素的综合管理和各环节的质量进行全面的管理。

（6）全员参与的观点。全面质量管理的实施，是对所有组织成员建立这样的职业道德，即所有部门、部门、所有岗位的职工，都必须参与质量管理；所有部门、部门、全体员工的工作状况好坏，都与服务质量的组织有关。

4. 全面质量管理的工作程序

全面质量的管理器工作程序就是 PDCA 循环法，反映了质量管理必须遵循的四个阶段，即计划阶段、执行阶段、检查阶段和处理阶段。

5. 全面质量管理的步骤

（1）调查研究，分析现状，找出存在的质量问题。
（2）根据存在的问题，分析产生的原因。根据影响因素进行处理。
（3）执行相应的计划，检查实行的计划效果。
（4）根据结果进行总结分析。
（5）重复这一循环尚未解决的问题，将其带入下一循环。

（二）目标管理

目标管理（management by objective，MBO）的概念是以目标为导向的一种现代的管理方法，使组织和个人通过以人为中心的原则取得成果来达到最好的结果。目标管理也称"成果管理"，俗称责任制，是指个体劳动者在企业的积极参与，从上到下确定工作目标，并实现"自我控制"，自下而上的工作，确保完成管理方法。因此，目标的管理是结合组织的目标和个人目标，协调上下级之间的关系，从而调动员工的积极性和创造性，努力更好地实现组织目标。

1. 目标管理的工作流程

（1）制定目标。制定目标包括制定企业或组织的总目标、部门目标和个人目标，同时要制定完成目标的标准，以及达到目标的方法和完成这些目标所需的条件等多方面的内容。

（2）目标分解。建立企业的目标网络，形成目标体系，通过目标体系把各个部门的目标信息显示出来，就像看地图一样，任何人一看目标网络图就知道工作目标是什么，遇到问题时需要哪个部门来支持。

（3）目标实施。要经常检查和控制目标的执行情况和完成情况，以了解在实施过程中有没有出现偏差。

（4）检查实施结果及奖惩。对目标按照制定的标准进行考核，目标完成的质量可以与个人的升迁挂钩。

（5）信息反馈及处理。在考核之前，还有一个很重要的问题，即在进行目标实施控制的过程中，会出现一些不可预测的问题，如目标是年初制定的，年末发生了亚洲金融危机，那么年初制定的目标就肯定不能实现。因此在实行考核时，要根据实际情况对目标进行调整和反馈。

2. 目标管理的优点

（1）形成激励。当目标成为组织的每个层次、每个部门和每个成员在未来时期内欲达到的一种结果且实现的可能性相当大时，目标就成为组织成员们的内在激励。特别当这种结果实现时，而且组织还有相应的报酬，目标的激励效用就更大。

（2）有效管理。目标管理方式的实施可以切切实实地提高组织管理的效率。目标管理是一种结果式管理，这种管理迫使组织的每一层次、每个部门及每个成员首先要考虑目标的实现，尽力完成目标规定的任务。因为这些目标是组织总目标的分解，故当组织的每个层次、每个部门及每个成员的目标完成时，也就是组织总目标实现的时候。

（3）明确任务。目标管理的另一个优点就是使组织内部各级主管及成员都明确了组织的总目标、组织的结构体系、组织的分工与合作及各自的任务。这些方面职责的明确，使得主管人员也明白，为了完成目标规定的任务必须给予下级相应的权力，而不是大权独揽，小权也不分散。

（4）自我管理。目标管理实际上也是一种自我管理的方式，或者说是一种引导组织成员自我管理的方式。在实施目标管理过程中，组织成员不再只是做工作，执行指示，等待指导和决策，组织成员此时已成为有明确规定目标的单位或个人。

3. 目标管理的局限性表现

目标设置困难：组织内许多目标难以定量化、具体化。同时偏重短期目标，缺少相应的灵活性。

五、社区卫生服务的绩效管理

基层卫生服务机构绩效应是以有效保障群众享有基本医疗与基本公共卫生服务为中心，利用各种社会资源有效改善居民健康的程度。

（一）绩效与绩效管理的概念

1. 绩效

绩效（performance）是业绩和效率的统称，包括活动过程效率和活动结果，即成绩与效果。绩效是组织对员工的期望和薪酬承诺，同时也是员工对组织的承诺。

2. 绩效管理

绩效管理是指在特定的组织环境中，与该组织的战略、组织目标相联系的，对组织内各部门、员工的绩效进行管理，以期实现组织目标的过程。

绩效管理既是一种管理方法，也是一种管理思想。无论从管理方法还是从管理思想上看，绩效管理的核心就是追求服务能力与服务质量的持续改进。

（二）绩效管理的基本流程

绩效管理的过程通常被看作是一个循环，这个循环分为四个环节：绩效计划与指标体系构建、绩效辅导、绩效考核与绩效反馈（结果使用）。

1. 绩效内容

绩效计划与指标体系构建绩效计划作为绩效管理流程的第一个环节，是绩效管理实施的关键和基础所在。绩效计划制定的科学与否，直接影响绩效管理的整体实施效果。绩效计划的内容包括：确定在一定时期内组织机构发展的目标与关键要素指标；分析关键流程、逐级分解关键绩效指标；调整组织结构设计、制订行动计划。在制定绩效计划阶段，管理者和员工的共同参与是制订切实可行的计划与指标的基础。

2. 绩效辅导

在绩效计划实施过程中，管理的重点是质量控制和风险防范，而管理的主要手段是持续的绩效辅导和沟通。绩效辅导的内容是管理者通过及时发现员工在工作过程中出现的问题，帮助其不断改变工作方法与技能，随时纠正其偏离工作目标的行为，并根据实际情况及时对工作目标进行修正与调整。

实施绩效辅导的意义：是实现团队绩效的必要途径和手段；是贯彻"以人为本"管理理念的有效方式；是改善员工知识、技能和胜任力的过程。

进行绩效辅导的主要方式是绩效沟通，可通过部门例会和定期汇报制度以及个别交谈等非正式沟通来实现。持续的绩效沟通能保证绩效计划实施中出现的问题可以及时发现，及时处理，同时使上下级在平等交往中相互获取信息，增进了解，联络感情，使绩效计划顺利实施。

3. 绩效考核与评价

绩效考核评价是绩效管理的核心环节，是提高绩效的重要手段。绩效考核要依据绩效计划建立的绩效目标和绩效标准进行。根据考核对象，分机构、部门和员工三个层次，采用特定的指标体系，对照统一的考核评价标准，运用一定的数理方法，全面、客观、公正、准确地评价它们所取得的成绩和效果。

4. 绩效反馈与结果应用

绩效反馈与结果应用是绩效管理通过激励机制取得成效的关键。绩效反馈一般以面谈形式进行，包括正面沟通和负面沟通，即表彰成绩，指出存在的问题。反馈要及时，管理者也应注意结合绩效反馈与员工进行思想交流，将思想沟通与思想工作贯穿于绩效管理全过程。

绩效应用就是将绩效考核的结果与机构对各部门乃至全体员工的奖惩相挂钩，进行有效的激励。考核结果与奖惩结合得越紧密，员工的工作积极性就会越大，绩效目标实现的概率就越大。绩效应用应该在绩效反馈的基础上进行，体现公平、公正、透明的原则。

六、全科医生职业管理

（一）医师资格考试制度

国家实行执业医师资格考试制度。医师资格考试成绩合格者，取得执业医师资格或者执业助理医师资格。医师资格考试是取得医师资格的必要途径，考试分为执业医师资格考试和执业助理医师资格考试。参加医师资格考试必须具备以下条件。

（1）具有高等学校医学专业本科以上学历，在执业医师指导下，在医疗、预防、保健机构中试用期满一年。

（2）取得执业助理医师执业证书后，具有高等学校医学专科学历，在医疗、预防、保健机构中工作满两年的；具有中等专业学校医学专业学历，在医疗、预防、保健机构中工作满五年。

（3）具有高等学校医学专科学历或者中等专业学校医学专业学历，在执业医师指导下，在医疗、预防、保健机构中试用期满一年的，可以参加执业助理医师资格考试。

（4）以师承方式学习传统医学满三年或者经多年实践医术确有专长的，经县级以上人民政府卫生行政部门认定的传统医学专业组织或者医疗、预防、保健机构考核合格并推荐，可以参加执业医师资格或者执业助理医师资格考试。考试的内容和方法由国务院卫生行政部门另行制定。

（二）医师执业注册制度

国家实行医师执业注册制度，医师取得执业资格后必须进行执业注册，否则不得从事医师执业活动。

1. 执业注册的管理

卫生部负责全国医师执业注册监督管理工作。县级以上地方卫生行政部门是医师执业注册的主管部门，负责本行政区域内的医师执业注册监督管理工作。

2. 执业注册的内容

执行注册的内容主要分为执业类别和执业地点。执业类别又主要分为临床、中医（包括中医、民族医和中西医结合）、口腔、公共卫生；执业地点是指医师执业的医疗、预防、保健机构及其登记注册的地址。

3. 执业注册不予注册的情形

执业注册不予注册的情形包括：不具有完全民事行为能力的；因受刑事处罚，自刑罚执行完毕之日起至申请注册之日止不满两年的；受吊销医师执业证书行政处罚，自处罚决定之日起至申请注册之日止不满两年的；有国务院卫生行政部门规定不宜从事医疗、预防、保健业务的其他情形的。

受理申请的卫生行政部门对不符合条件不予注册的，应当自收到申请之日起三日内书面通知申请人，并说明理由。申请人有异议的，可以自收到通知之日起十五日内，依法申请复议或者向人民法院提起诉讼。

4. 医师注册的注销

医师取得执业注册后有下列情形之一的，其所在的医疗、预防、保健机构应当在三十日内报告准予注册的卫生行政部门，卫生行政部门应当注销注册，收回医师执业证书：死亡或者被宣告失踪的；受刑事处罚的；受吊销医师执业证书行政处罚的；依照相关法规第三十一条规定暂停执业活动期满，再次考核仍不合格的；中止医师执业活动满两年的；有国务院卫生行政部门规定不宜从事医疗、预防、保健业务的其他情形的。

（三）全科医师的执业注册

全科医学是临床类别医师执业范围之一。根据国家及省卫生主管部门的规定，注册全科医师执业范围，必须符合以下条件：经注册执业地点在社区卫生服务中心（站）、乡镇卫生院的临床类别执业（助理）医师。具备下列条件之一者，可以申请变更或增加全科医学专业作为执业范围进行注册。

（1）取得全科医学专业技术职务任职资格者。

（2）参加省级全科医学知识岗位培训，或全科医师转岗培训，或定向培训全科医生技能培训，取得省级培训合格证书者。

（3）参加全科医师规范化培训并取得省级及以上培训合格证书者。

（四）医师在执业活动中的权利和义务

1. 医师在执业活动中的权利

（1）在注册的执业范围内，进行医学诊查、疾病调查、医学处置、出具相应的医学证明文件，选择合理的医疗、预防、保健方案。

（2）按照国务院卫生行政部门规定的标准，获得与本人执业活动相当的医疗设备基本条件。

（3）从事医学研究、学术交流，参加专业学术团体活动。

（4）参加专业培训，接受继续医学教育。

（5）在执业活动中，人格尊严、人身安全不受侵犯。

（6）获取工资报酬和津贴，享受国家规定的福利待遇。

（7）对所在机构的医疗、预防、保健工作和卫生行政部门的工作提出意见和建议，依法参与所在机构的民主管理。

2. 医师在执业活动中的义务

（1）职业医师在执业过程中要做到遵守法律、法规，遵守技术操作规范。

（2）树立敬业精神，遵守职业道德，履行医师职责，尽职尽责为患者服务。

（3）关心、爱护、尊重患者，保护患者的隐私；努力钻研业务，更新知识，提高专业技术水平。

（4）宣传卫生保健知识，对患者进行健康教育。

（五）处方管理

处方是指由注册的执业医师和执业助理医师在诊疗活动中为患者开具的，由取得药学专业技术职务任职资格的药学专业技术人员审核、调配、核对，并作为患者用药凭证的医疗文书。处方还包括病区用药医嘱单。

1. 处方的内容

前记，包括医疗机构名称、费别、患者姓名、性别、年龄、门诊或住院病历号，科别或病区和床位号、临床诊断、开具日期等。可添列特殊要求的项目。麻醉药品和第一类精神药品处方还应当包括患者身份证明编号、代办人姓名、身份证明编号。

正文，以 Rp 或 R（拉丁文 Recipe "请取"的缩写）标示，分列药品名称、剂型、规格、数量、用法用量。

后记，医师签名或者加盖专用签章，药品金额以及审核、调配，核对、发药药师签名或者加盖专用签章。

2. 处方的类型

不同类型的处方分别用不同颜色的处方印刷纸，包括以下 5 种：普通处方的印刷用纸的颜色为白色；急诊处方印刷用纸的颜色为淡黄色，右上角标注"急诊"；儿科处方印刷用纸的颜色为淡绿色，右上角标注"儿科"；麻醉药品和第一类精神药品处方印刷用纸为淡红色，右上角标注"麻、精一"；第二类精神药品处方印刷用纸的颜色为白色，右上角标注"精二"。

3. 处方的书写要求

（1）患者一般情况、临床诊断填写清晰、完整，并与病历记载相一致。

（2）每张处方限于一名患者的用药。

（3）字迹清楚，不得涂改；如需修改，应当在修改处签名并注明修改日期。

（4）药品名称应当使用规范的中文名称书写。

（5）患者年龄应当填写实足年龄，新生儿、婴幼儿生日、月龄，必要时要注明体重。

（6）西药和中成药可以分别开具处方，也可以开具一张处方，中药饮片应当单独开具处方。

（7）开具西药、中成药处方，每一种药品应当另起一行，每张处方不得超过 5 种药品。

（8）药品用法、用量应当按照药品说明书规定的常规用法用量使用，特殊情况需要超剂量使用时，应当注明原因并再次签名。

（9）除特殊情况外，应当注明临床诊断。

（10）开具处方后的空白处画一斜线以示处方完毕。

（11）处方医师的签名式样和专用签章应当与院内医务部、药学部门留样备查的式样相一致，不得任意改动，否则应当重新登记留样备案。

（六）病历文书管理

病历书写是指医务人员通过问诊、查体、辅助检查、诊断、治疗、护理、医疗活动获得病人的有关资料，并进行归纳、分析、整理形成医疗活动记录。

1. 门诊病历书写

（1）门诊病历可使用蓝黑、碳素墨水笔书写，需复写的病历资料可以使用蓝或黑色油水的圆珠笔。计算机打印的病历应当符合病历保存的要求。各种症状与体征应写医学术语。

（2）病历卡眉栏项目，病人姓名、性别、出生年月、婚姻状况、工作单位、家庭地址、就诊时间及有关内容特别是药物过敏史等均应逐项填写完整。

2. 门诊病历记录

（1）初诊病史记录的相关要求。

1）门诊病史撰写力求内容完整、精要、重点突出、文字清晰易辨，药名拼写无误。

2）病史：要突出主诉、发病过程、相关阳性症状及有鉴别诊断价值的阴性症状，但一般性阴性症状可不列举；与本次疾病有关的既往史，特别是以往出院诊断和重要药物治疗史要正确记录。

3）体检：要重点突出而无重要疏漏；除阳性体征外，与疾病有关的重要阴性体征亦应记录。

4）实验室检查：要详细摘录以往及近期的实验室检查或特殊检查结果，以资比较或引用。

5）诊断：应主次排列，力求完整全面，要严格区分确定/不确定的或尚待证实的诊断。

6）处理意见：①提出进一步检查的项目（及其理由）；②治疗用药（药名、剂型、计量规格、总量、给药方法、给药途径）；③随机（立即）会诊或约定会诊申请或建议；④其他医疗性嘱咐；⑤病休医嘱。

7）医师签名：签全名。

（2）复诊病史记录的相关要求。

1）因同一疾病再次或多次就诊为复诊。复诊需写复诊病历。

2）注明就诊日期。

3）重点记录上次诊治后的情况，如病情变化、治疗效果及药物反应、上次检验及检查结果。特别注意记录新出现的症状及原因，不得出现"病情同前"的字样。

4）体检可有重点地进行，重点复查上次发现的阳性体征，注意新发生的体征，不得出现"体检同前"的字样。

5）诊断无改变者可不再填写诊断，诊断有改变者应再写诊断。其他要求同初诊病历。

6）复诊病史的必需项目与撰写要求原则上与初诊病史一致。

7）同一疾病相隔3个月以上复诊者原则上按初诊病人处理，但可适当简化，如可在一开始即提明原先确定的诊断。

8）一般复诊病史须写明：①经上次处理后，病人的症状、体征和病情变化情况及疗效；②初诊时各种实验室或特殊检查结果的反馈（转录）；③记载新出现的症状或体征（包括治疗后的不良反应）；④根据新近情况提出进一步的诊疗步骤和处理意见；⑤补充诊断、修正诊断或维持原有的诊断；⑥医师签名。

9）对诊断已十分明确，治疗已相对固定，病情已基本稳定的慢性病患者，可由一年以上住院医师撰写简单化的门诊复诊病史，撰写简化的门诊复诊病史不能连续超过3次（含3次）。基本内容应包括：①前已明确的主要诊断；②本次就诊的主要临床情况（症状、体征、治疗不良反应等）简述及重要实验室检查结果记录；③处方记录及医师签名。

（3）住院病历书写的相关要求。

住院病历内容包括住院病案首页、入院记录、病程记录、手术同意书、麻醉同意书、输血治疗知情同意书、特殊检查（特殊治疗）同意书、病危（重）通知书、医嘱单、辅助检查报告单、体温单、医学影像检查资料、病理资料等。

现病史是指患者本次疾病的发生、演变、诊疗等方面的详细情况，应当按时间顺序书写。内容包括发病情况、主要症状特点及其发展变化情况、伴随症状、发病后诊疗经过及结果、睡眠和饮食等一般情况的变化，以及与鉴别诊断有关的阳性或阴性资料等，其具体如下：①发病情况。记录发病的时间、地点、起病缓急、前驱症状、可能的原因或诱因。②主要症状特点及其发展变化情况。按发生的先后顺序描述主要症状的部位、性质、持续时间、程度、缓解或加剧因素，以及演变发展情况。③伴随症状。记录伴随症状，描述伴随症状与主要症状之间的相互关系。④发病以来诊治经过及结果。记录患者发病后到入院前，在院内、外接受检查与治疗的详细经过及效果。对患者提供的药名、诊断和手术名称需加引号（""）以示区别。⑤发病以来一般情况。简要记录患者发病后的精神状态、睡眠、食欲、大小便、体重等情况。

既往史是指患者过去的健康和疾病情况。内容包括既往一般健康状况、疾病史、传染病史、预防接种史、手术外伤史、输血史、食物或药物过敏史、婚育史、家族史等。

辅助检查指入院前所做的与本次疾病相关的主要检查及其结果。应分类按检查时间顺序记录检查结果，如果是在其他医疗机构所作检查，应当写明该机构名称及检查号。

第三节　社区卫生的基本服务

2011 年，为进一步提高国家基本公共卫生服务项目管理，卫生部在《国家基本公共卫生服务规范（2009 年版）》的基础上，组织专家对服务规范内容在一定程度上进行了完善和修改，构成了《国家基本公共卫生服务规范（2011 年版）》（简称《规范》）。《规范》是乡镇卫生院、村卫生室和社区卫生服务中心（站）等城乡基层医疗卫生机构为居民免费提供基本公共卫生服务的参考依据，也是各级卫生行政部门开展基本公共卫生服务绩效考核的依据。社区卫生服务机构中应该提供的基本公共卫生服务在《规范》中都有相关要求。

一、社区卫生服务的基本功能

根据我国相关规定要求，社区卫生服务机构应提供的基本卫生服务可以分为以下几种。

（一）公共卫生服务

1. 城乡居民健康档案管理

居民的健康档案内容包括个人基本信息、健康体检、重点人群健康管理记录和其他医疗卫生服务记录等。公共卫生服务需要为辖区内的居民建立健康档案，包括 0~6 岁儿童、孕产妇、老年人、慢性病患者和重性精神疾病患者等不同人群。

2. 健康教育

对辖区内的居民进行健康教育，普及基本的卫生保健知识。实施重点人群及重点场所的健康教育，帮助居民逐步形成保持身体健康的基本意识。

3. 实施计划免疫、预防接种

根据国家免疫规划疫苗免疫程序，对适龄儿童进行常规接种，使适龄儿童得到应有的防御、防护措施。

4. 0~6 岁儿童健康管理

对所管辖区域内的 0~6 岁儿童进行健康管理，包括新生儿家庭的访问，婴幼儿及学前儿童的健康管理，并及时处理在过程中发现的贫血、营养不良等儿童常见的健康问题。

5. 孕产妇健康管理

对所属辖区内的孕产妇实施健康管理。在孕妇的早期、中期、晚期分别进行访问护理。在产妇产后进行访问和例行的健康检查。

6. 老年人健康管理

对所属辖区内的 65 岁及以上的老年人提供健康管理服务，包括生活方式的合理性以及健康状况评估、体格检查、辅助检查和健康指导等。

7. 高血压患者健康管理

以辖区内 35 岁及以上原发性高血压患者为服务对象。通过筛查，及时发现高血压患者并进行随访评估，根据不同类型实施干预，并定期进行全面健康检查。

8. 糖尿病患者健康管理

以辖区内 3~5 岁及以上 2 型糖尿病患者为主要服务对象。通过筛查、随访评估和分类干预，定期进行全面健康检查。

9. 重性精神疾病患者管理

服务对象为辖区内诊断明确、在家居住的重性精神疾病患者。管理患者信息，对患者的精神状况和危险性进行评估，并根据病情稳定状况实施分类干预。

10. 传染病及突发公共卫生事件报告和处理

在疾病预防控制机构和其他专业机构指导下，社区卫生服务机构参与或协助进行。

同时需要注意传染病疫情和突发公共卫生事件风险管理。做好传染病和突发公共卫生事件的发现、登记等相关信息报告以及传染病和突发公共卫生事件的处理。

11. 卫生监督协助管理

社区卫生服务机构可协助本地卫生监督机构进行卫生监督管理。
（1）食品安全信息报告。
（2）职业卫生咨询指导。
（3）饮用水卫生安全。
（4）巡查幼儿园、学校等卫生服务。
（5）非法行医和非法采供血等信息报告。

（二）基本的医疗服务

一般常见病、多发病的诊疗、护理和诊断明确的慢性病治疗利用社区卫生服务机构的适宜技术和条件应对一般常见病。

同时积极开展社区常见的应急救护，如心肺复苏、包扎止血、骨折固定和搬运等，对急诊患者尽力实施就地急救。开展家庭出诊、家庭病床、家庭护理等家庭医疗服务。

转诊服务，在"双向转诊"机制下，将一些疑难杂症及重症患者转入上一级医疗机构，对社区急救后还需进一步救治的患者进行及时的转诊。

康复治疗服务，在上级医疗机构已诊断明确、病情已基本控制的患者，转回社区服务机构进行康复治疗，并和民政、残联等部门合作，开展对残疾人的康复治疗服务。

二、公共卫生服务的意义及项目管理

基本公共卫生服务是由国家制定并颁布服务项目并由政府提供资金，免费向全体居民提供服务的制度安排。

（一）实施基本公共卫生服务的意义

在全国实施基本公共卫生服务项目，是推行基本公共卫生服务均等化，构建社会主义和谐社会的重要举措，也是正在完善的我国基本医疗卫生制度的重要内容。

将基本公共卫生服务项目及重大公共卫生服务项目作为公共产品向全民提供，逐步实现基本公共卫生服务均等化，是在医疗卫生服务方面实现社会公平正义原则的重要体现。所谓基本公共卫生服务均等化，就是全体城乡居民，无论性别、年龄、居住地、职业、收入，都能平等地获得政府免费或低收费提供的基本公共卫生服务项目的国家卫生制度。实行基本公共卫生服务均等化，是国家实行社会二次分配的重要方面，有利于保障全体公民的基本权益，促进社会和谐。

基本公共卫生服务由政府财政出资，免费向全体居民提供服务，是强化政府在基本医疗卫生方面责任的重要方式。新中国建立以来，我国的卫生事业取得巨大的成就，但在卫生事业的发展上，由于政府投入不足，责任不明的问题始终没有得到很好解决，推行以基本公共卫生服务与重大公共卫生服务项目为主要内容的基本公共卫生服务均等化，使政府在基本医疗卫生服务方面的责任更加明确，卫生事业的公益性得到强化。

实施基本公共卫生服务项目，是我国卫生制度不断完善的重要表现。基本公共卫生服务的实施，不是临时性的措施，而是在基本医疗卫生服务方面一项全新的、长期的、基础性的制度安排，是正在完善的基本医疗卫生制度的重要组成部分。

基本公共卫生服务项目是根据我国经济社会发展状况、重点公共卫生问题和干预措施效果确定的，对改善全体居民的健康水平，提高全社会的疾病防治能力，具有重要的意义。

（二）基本公共卫生服务项目的管理

1. 基本公共卫生服务项目的设立

国家对基本公共卫生服务项目的数量和服务内容实行动态管理影响和决定，基本公共卫生服务项目数量与服务内容的主要取决于以下两个因素。

第一，各级政府财政能力。基本公共卫生服务所需资金主要由政府财政提供，资金标准与服务项目的数量及服务内容、频次等相关联。

第二，基本公共卫生服务主要由城乡基层卫生机构承担，因此，服务项目的数量、服务内容、服务频次等，必须要与基层卫生机构的服务能力相匹配，按照基层卫生机构的服务能力的提升情况进行逐步调整。

2. 基本公共卫生服务项目的设计理念

充分体现了新型基层卫生服务预防为主、防治结合的工作指导思想。

（1）基本公共卫生服务项目都体现了预防为主的指导思想，强调无病早预防，有病早发现、早治疗的原则。

（2）基本公共卫生服务项目不仅仅是疾病预防的服务内容，也包含了大量的医疗服务的成分，因此必须贯彻防治结合的方针，由公共卫生、医疗、护理等多专业人员共同参与。上述工作内容，要求承担机构具有医疗、预防等综合性服务能力。但是实践证明，对基层机构采用防、治分设的体制，不利于基本公共卫生服务项目的顺利实施。

充分体现了全科医学与社区卫生服务的基本理念，需要包括以下几个方面。

（1）综合性服务。主要体现在服务对象与服务内容的综合性。基本公共卫生服务项目对象涉及老年人、妇女、儿童、慢病患者等多类服务对象；基本公共卫生服务项目的内容与预防、医疗、保健、疾病康复等多种服务有关。

（2）连续性服务。现行的基本公共卫生服务项目涵盖了对服务对象从生到死这个生命全过程担负起健康维护的责任；各项服务项目大多要求运用居民健康档案，以此为信息媒介，使每次服务都与上一次的服务成为一个连续的健康维护过程。

（3）主动性服务。基本公共卫生服务项目中大多体现了对服务对象进行主动的健康管理与健康干预。基本公共卫生服务项目在实施中必须采用的服务方式——全科责任团队（家庭医生制度），具有鲜明的主动性服务的特征。

（4）人性化服务。基本公共卫生服务项目的实施过程，要求医务人员具有良好的医患沟通能力、与居民的人际交往能力。各个服务项目的实施过程要求医务人员不仅关注服务对象的生理疾病，还要关注其心理、情绪、生活方式等对健康的影响，学会运用心理、社会工作方法，提供适当的服务。

引入了健康管理的服务理念与服务模式，基本公共卫生服务项目中，对涉及老年人、孕产妇、0~6岁儿童、慢病患者、重症精神病患者的服务，都引入了健康管理的理念与服务方式，以做到无病预防、有病早发现、早治疗、早干预，从而提高健康水平。

3. 基本公共卫生服务的实施途径

2009年，卫生部印发的《国家基本公共卫生服务规范2009版》，文件规定基本公共卫生服务包括9类21项。2011年，国家将基本公共卫生服务项目内容调整为11类41项。2013年在此基础上，新增中医药服务，共包括：城乡居民健康档案管理、健康教育、预防接种、0~6岁儿童健康管理、孕产妇健康管理、老年人健康管理、高血压患者健康管理、2型糖尿病患者健康管理、重症精神疾病患者管理、传染病及突发公共卫生事件报告和处理、卫生监督协管、中医药健康管理等12类服务。服务规范对每个项目的服务对象、服务内容、服务频次要求、服务流程、考核指标、记录表单等都有具体的规定。

基本公共卫生服务的资金由国家规定基本标准，并逐年调整提高。所需资金由中央、省、市、县（区）财政共同分担。自基本公共卫生服务项目实施以来，国家对基本公共卫生服务资金基本标准做过多次调整，如2009年规定人均不少于15元，2011年规定人均不少于25元，2013年人均不少于30元等。中央和省级财政根据全国及省内各个地区的经济水平，通过财政转移支付按照不同的标准进行补助。各地地方政府根据本地区的财政状况，在完成国家规定的基本公共卫生服务项目基础上决定是否增加服务项目与内容，并确定本地区的基本公共卫生服务项目资金标准，安排相应的配套资金。

专业公共、医疗卫生机构与城乡基层卫生机构分工合作，完成服务项目按照国家的规定，城乡基层医疗卫生机构为基本公共卫生服务项目的主要提供者；各级疾病预防控制中心、妇幼保健机构等专业公共卫生机构负责业务指导和人员培训；区域医疗中心提供医疗技术支撑和指导。

卫生行政主管部负责组织协调，并同财政部进行项目实施的绩效考核，具体可分为以下几个方面。

（1）以县（市、区）为单位制定本地区的基本公共卫生服务项目实施方案（细则）。按照国家要求，各地的实施方案应当严格按照国家颁布的服务项目进行细化，不得在没有提高补助标准的情况下，随意增加项目任务。

（2）制定项目实施方案时，机构要明确项目实施单位及其责任，科学界定各单位的任务分工，做到便于理解操作、便于落实任务、便于考核管理。

（3）制定项目实施方案时，机构要明确项目经费分配原则，做到费随事走，钱、权、责一致。自基本公共卫生服务的绩效考核基本公共卫生服务项目实施以来，政府主管部门对基本公共卫生服务项目实施情况的考核非常重视。卫生部、财政部及省有关部门，先后下达文件，要求加强对基本公共卫生服务项目的绩效考核，并将考核结果与财政资金的拨付相挂钩，将基本公共卫生服务项目的实施情况列入基层卫生机构和基层卫生人员的绩效考核内容中。

4. 考核原则

（1）坚持属地管理，分级考核。

（2）坚持公开公平、客观公正。明确考核程序、内容、标准，考核办法和考核结果要以适当方式向社会公开。

（3）坚持科学规范，准确合理。考核应当采用定量和定性相结合、全面考核与重点考核相结合、日常考核与定期考核相结合、单项考核与综合考核相结合、机构考核与服务考核相结合的考核办法，准确、合理地评价基本公共卫生服务项目的绩效情况。

（4）坚持考核结果与改进服务和经费补助相挂钩。通过考核，及时发现问题，提高服务效率，改进服务质量。财政部门在安排和拨付基本公共卫生，服务项目补助经费时要与考核结果挂钩。

5. 考核内容

（1）项目组织管理考核项目日常管理有关制度和方案建设、组织机构建设、项目绩效考核制度建设和落实、信息化建设、基层医疗卫生机构与专业公共卫生机构分工协作机制落实情况等。

（2）资金管理考核资金预算安排、预算执行以及财务管理情况。其中重点考核地方政府对项目资金是否及时拨付，拨付标准是否符合国家规定；基层卫生机构是否对资金进行专账管理，是否存在违规使用资金，如将基本公卫资金用于基本建设、设备购置、人员培训等的情况。

（3）项目执行按照国家基本公共卫生服务规范的要求，考核各类基本公共卫生服务工作开展的数量和质量。

基层医疗卫生机构的服务效果可以根据国家基本公共卫生服务规范的要求，考核重点人群健康的改善情况。以及调查居民对国家基本公共卫生服务有关政策的知晓情况。调查服务对象对基本公共卫生服务的综合满意情况，调查基层医务人员对基本公共卫生服务项目的综合满意情况，进行多方面的分析。

6. 考核方法

考核的方法主要分为日常考核和现场考核。日常考核主要通过对各级政府主管部门上报的项目实施情况监测数据来进行。现场考核由国家、省、市县区各级政府主管部门组织进行，主要采用查阅资料、听取汇报、随机抽取服务对象进行电话询问、问卷调查等多种方法。鼓励有条件的地区通过招标等方式委托有资质的中介机构进行第三方绩效评价。

7. 考核结果应用

政府主管部门对考核结果应当及时进行公布通告，对考核成绩突出的基层医疗卫生机构要予以适当的奖励，对好的做法要及时总结经验，并进行推广交流。对考核中发现的问题，要及时提出改进服务和加强管理的意见，督促下级有关部门和基层医疗卫生机构及时整改。对于考核不合格的基层医疗卫生机构，要扣减机构相应的补助资金并追究责任人和单位负责人的责任，情节严重的取消其提供服务的资格。对违法违纪的单位和个人，要按照有关法律、法规进行严肃处理。

各级财政部门要将绩效考核结果作为基本公共卫生服务项目补助资金拨付和下一年度预算编制和安排的重要依据。

第四章　社区卫生保健的基本人群

根据社区居民不同年龄、性别、体质、疾病的特点，将社区重点人群的健康管理划分为相应的人群，并根据不同人群特点和需要进行相应的健康管理活动。

一般来说，社区卫生保健的主要群体包括儿童、妇女、老人和其他特殊群体。本章根据国家基本公共卫生服务标准的要求，详细介绍了儿童、妇女、老年人和特殊群体的社区卫生保健意义及方法。

第一节　社区儿童的卫生与保健

通过实施社区儿童健康管理项目，提高对儿童的管理水平，及时发现高危儿童和弱智儿童。儿童的健康是通过逐级转诊、动态管理和有效的干预来保证的。

一、社区儿童卫生保健服务的基本要求

（1）开展儿童卫生保健的城市社区卫生服务机构和乡镇卫生服务机构应当具备必要的基本设备和条件。

（2）从事儿童卫生保健的工作人员应当取得相应的资格，并接受儿童卫生保健技术培训。按照国家儿童卫生保健标准的要求开展儿童卫生保健工作。

（3）城市社区卫生服务和农村乡镇卫生服务机构应掌握儿童的数量并同步在管辖的妇幼卫生网站上，做好免疫系统和日常医疗卫生服务，并加强与幼儿园的协调，搞好孩子的卫生保健。

（4）我们应该加强宣传，告知儿童监护人有关儿童卫生保健服务的根本意义，让更多的家长愿意接受儿童卫生保健服务。

（5）儿童的卫生保健服务应与接种疫苗的时间相结合，并鼓励儿童在接种计划范围内接种疫苗时，测量其体重、身高并提供健康指导服务。

（6）在每项服务后及时记录相关信息，并将其记入儿童健康档案。

（7）积极应用中医药方法，为儿童提供成长、发展、疾病预防等健康指导。

（一）儿童的卫生保健的基本内容

（1）建立儿童保健手册。儿童健康手册是一项健康记录，记录了0~6岁儿童的身体状况，是入托儿所、入幼儿园、入学的必备资料。

（2）健康管理过程：0~6岁儿童健康管理，包括出院后一周内和第28天的2次家庭访视，满月后每月健康检查，健康指导和健康教育。通过检查和判断，健康指导和健康教育，根据计划免疫疫苗接种程序和要求，对异常儿童进一步诊查和（或）转诊上级医疗保健机构诊治。

（3）拜访新生儿家庭出院后1周内，医务人员到新生儿的家中进行产后访问。通过检查和评估，为新生儿建立了一个0~6岁儿童健康护理手册，并提供了卫生保健指导。告知孩子在出生后28到30天内进行满月拜访。根据新生儿的具体情况，对父母进行健康指导和健康教育。

（二）新生儿的卫生保健

新生儿出生28天之后，在城市社区卫生服务和农村乡镇卫生服务机构进行随访，并将乙肝疫苗第二针注射完成。

（1）告诉新生儿父母下次来保健的时间（明确宝宝满3个月的具体日期）。

（2）为了提供建议，新生儿应该被跟踪两周，并要求父母去医院检查并记录结果。

（三）婴幼儿的卫生保健

应在城市社区卫生服务和乡镇卫生服务机构开展全面卫星的后续服务。在偏远地区，应分别在3、6、8、12、18、24、30和36个月进行村庄卫生室和社区卫生服务站进行随访。在有条件的地区，建议增加随访次数，并结合儿童接种疫苗的时间，特别是在2、4、5和15个月的年龄增加随访。

（1）询问自上次检查以来的情况，特别是喂养、护理、睡眠、亲子互动、疾病等。应注意夜惊、出汗、易怒等佝偻病的症状。在18个月和24个月的时候，我们应该注意孩子的语言发展和人际互动。

（2）对儿童的身高、体重和头部周长进行测量，并对儿童的生长发育标准进行物理评价（数据比较和曲线）。如果物理评价低于2SD或增长较低，我们应找出原因，进行相关指导，2 周后跟进，连续跟进 3 次。在 6~8、18、3 个月龄时分别进行 1 次常规血液检查，对轻度贫血患儿的父母给予健康指导。

（3）皮肤（贫血综合征）、肛门、眼、口、听力筛查、斜颈、心肺（心脏杂音）、脐带（脐疝）、会阴（睾丸、阴囊）、四肢（对称、肌张力、髋对称）。8~12 个月后，应注意牙齿、颈部淋巴结、弱视/斜视、肢体形态、行走步态。特别注意佝偻病的迹象，如颅骨软化、头盖骨、镇痛、肋珠、肋外翻、肋软骨沟、鸡胸骨（6~8 个月大）、O 型腿和 X 腿（18 个月）。血常规检查，连续三次复查没有改变。

（4）对 6 岁儿童的神经心理发育过程进行了主要控制。对丹佛发展筛查量表（DDST）进行了条件评价。那些稍微落后的人被给予干预指导，教导他们的父母如何给他们的孩子做相应的训练，在 2~4 周后重新评估。发现明显落后或重新评估落后或不正常的 DDST 要转诊。6 个月龄的原始反射，如拥抱、持有、错综复杂，紧张和不对称的颈反射消失了，并开始区分陌生人、眼手协调、应对的语气变化，明确回应母亲的声音或收养人的声音。最初的反射仍然存在（暗示脑损伤）和转诊。

保健要点如下：

1）鼓励母乳喂养，尽可能母乳喂养。指导如何添加辅食，从强化米粉、蛋黄、粥、果泥、蔬菜汁、蔬菜泥到浓粥、软米、蛋奶冻肝泥、肉、鱼泥，还可以使用营养包。12 个月龄的食物，包括面食、蛋糕、鱼、肉、饼干等，如果很难继续母乳喂养的话，可以考虑断奶（继续使用配方），让孩子们练习用勺子喂养。12 个月的年龄开始停止母乳喂养，主要是普通食品，配方奶作为补充食品（200~300mL）。注意预防营养缺乏。在此期间，轻度贫血患者接受饮食指导和（或）药物治疗，一个月后复查。恢复正常的患者继续服药 4~6 周。

2）护理。特别注意皮肤卫生（湿疹、摩擦）、哭闹、睡眠。

3）补充维生素。可以服用新鲜果汁（注意适当稀释，由少到多，温度适宜），注意维生素 D 的补充，满月可以经常带孩子户外活动，以预防佝偻病。为促进新陈代谢和血液循环，提高体温调节功能，提高幼儿对气候变化的适应能力，要经常进行空气浴、冷水浴、日光浴，尤其是空气浴。

4）根据疫苗接种计划，特别是接种预防性的疫苗来补充免疫。

5）认知。婴儿期无意注意，2~3 个月婴儿开始注意新事物。父母应该鼓励孩子接触和被动锻炼，引导父母提供丰富的信息，促进神经运动的发展。5~6 个月开始出现短而集中的注意，4~8 个月有 2 周的认知记忆。

应鼓励父母积极锻炼，促进幼儿能力的发展，如锻炼等。在 8 个月的时间里，立体视觉开始形成，开始区分语言的意义，并开始获得"物体"的概念。家长应鼓励孩子进行积极的练习，如练习爬行、手操练习等。在大约 1 岁的时候，孩子可以保持注意力集中 15 秒。"物体"的概念是稳定的，而且是最原始的思维（视觉动作思维）。此时，我们应该开始练习走路，在父母的照顾下进行精细的动作练习，做体力劳动，语言阅读和刺激。2 岁左右，几天前情景就可以再现，借助具象再现和简单的符号再现来进行思维——具体形象思考。在这一阶段，应该进行绘画和手工练习，并通过丰富的语言互动和信息来促进语言和认知的发展。

6）6~7 个月形成了好奇心、快乐、悲伤和惊奇的次要情感。6~18 个月是依恋形成的关键时期，在 12 个月里，尴尬、内疚、嫉妒、骄傲等复杂情感开始形成。这是依恋情绪形成的关键时期，18 个月左右是依恋情感分化的时期。在培养中，我们应该更多的互动，关注亲子互动的质量、接受、积极的反应和肯定，以及情感的温暖；24 个月左右的第一个抵抗期的出现，是语言和社会活动的快速发展阶段，如果儿童不愿意说话，不愿意与人交流，而且行为很奇怪，既不放纵也不忽视，也不过分限制。我们应该警惕特殊发展障碍的可能性。如果有必要，我们可以通过克氏量表进行筛选。

7）自我照顾和行为习惯。18 个月左右，儿童应开始进食、上厕所、养成洗手、吃饭、大便、社交等良好行为习惯，注意预防意外伤害。

（四）学龄前儿童的卫生保健

学龄前儿童可以在托儿所进行儿童卫生保健。

（1）询问上次检查后的情况，特别是饮食、睡眠、疾病等。应特别重视人际交往和自主行为的发展。

（2）体格检查被用来评估体长和体重。如果物理评价低或增长率低，我们应该找出原因，进行有针对性的指导，必要时作为参考。血液常规检查和视力检查，皮肤、弱视、斜视、口腔（龋齿）、心肺、姿势。佝偻病的症状和体征：腿痛，出汗，虚弱。转诊：症状明显。

（3）对 4~6 岁的儿童进行发展评估：一个条件"舟佛发育筛查"评估。

（4）指导要点：①注意饮食平衡；②注意儿童的口腔卫生，强调饭后和睡觉前刷牙；③轻度贫血要食疗或药物治疗，一个月后复查。恢复正常的患者继续服药 4~6 周；④注意户外活动、体育锻炼。

（五）疫苗接种

接种疫苗应按国家免疫规划接种计划进行常规接种。

（1）接种前。接种前应检查儿童预防接种证（卡、簿）或电子文件，检查姓名、性别、出生日期、接种记录，并确定接种对象和接种的品种。询问对方的健康状况，是否有任何接种禁忌等等，告知药物效果、禁忌、接种疫苗的不良反应及预防措施，以书面或口头的形式通知，并进行记录和咨询。

（2）接种。再次检查名称、种痘证书、接种证明、疫苗品种、经验证，接种严格按照接种月（年）、接种部位、接种方式、安全注射等要求。

（3）接种后。通知儿童监护人。接种后应在观察室观察 30 分钟。接种疫苗后，及时记录接种卡，并与儿童监护人预约下一次接种的类型、时间和地点。有条件的地区记录并制作网络报告。

此外，在一些省份和重点地区，按照卫生管理部门的要求，重点人群出血热疫苗和高危人群的炭疽病和钩端螺旋体疫苗的接种工作做得很好。根据传染病控制、乙型肝炎、麻疹、脊髓灰质炎疫苗和其他疫苗的需要，加强疫苗接种、集体接种和紧急疫苗接种工作。

如果发现可疑的疫苗接种的异常反应，应按照国家监测计划的要求进行疫苗接种的治疗和报告，以应对可疑疫苗接种的异常反应。

二、常见的儿童卫生保健问题及应对措施

在健康管理中发现营养不良、贫血和肥胖的儿童应分析原因，并提出建议。

（一）营养不良

儿童营养不良主要是由喂养不当、不良饮食习惯和疾病因素造成的。主要表现为生长发育停滞、脂肪减少、肌肉萎缩、全身系统功能紊乱，可通过以下措施预防。

（1）母乳是儿童最完美的食物，提倡母乳喂养，注意喂养方法，按年龄及时添加辅食，掌握先稀后干，先素后荤，先少后多的原则。1 岁左右断奶，给予容易消化、富含营养的食物。

（2）注重户外运动，呼吸新鲜空气，多晒太阳，锻炼身体。

（3）按照原有饮食逐渐增加。每增加的数量不能太多；如果出现消化不良的症状应及时减少。

（4）注重饮食质量及合理分配。

（5）如果感染频繁，应转移到更高一级的医院进行诊断和治疗。

（二）贫血

营养缺铁性贫血主要发生在婴儿6个月至3岁之间。这是影响儿童生长发育的重要因素之一。它也是婴儿反复感染的重要原因。该病的主要原因是缺铁、铁吸收过多、消耗过多、铁需求量增加。主要通过以下措施预防。

（1）做好孕期保健工作，注意孕妇的营养和合理饮食，定期确定血红蛋白，及早发现贫血，及时治疗；预防早产儿和低出生体重儿；母乳喂养的母亲应该更加注意富含铁的食物，以确保宝宝铁的需求。

（2）引导婴幼儿合理喂养，促进母乳喂养至少4~6个月母乳喂养或人工喂养的婴儿在3~4个月后，应及时补充食物，并应使用更多的铁和吸收性食物给幼儿，如动物食品、黑木耳、海带和大豆等。纠正一些坏习惯，如挑食等。

（3）预防和及时治疗传染病和肠道寄生虫病。

（4）通过对儿童的系统管理，进行贫血监测，并定期从出生后6~9个月进行血红蛋白检测，对患有轻度贫血和及时治疗的儿童进行早期检测。

（三）肥胖

肥胖指的是皮下脂肪的过度积累。脂肪积累在牛奶、腹部、臀部和肩部都很明显。腹部趋向于出现苍白的皮肤和四肢肥大，特别是在上臂和大腿。正常骨龄或以上的儿童，良好的智力，正常或早期的性发育。运动不方便，运动也很少。主要通过以下措施预防。

（1）母亲应避免在怀孕后期过度增重，以防新生儿出生时体重过大。

（2）产后应进行母乳喂养，4~5个月前不进食半固体或固体淀粉食品。

（3）定期监测生长发育情况，及时发现超重肥胖并及时纠正。

（4）养成良好的饮食习惯，实行均衡饮食，限制饮食摄入超重儿童，体重增加接近标准范围。饮食应遵循少糖、少油，保证蛋白质、多食水果和蔬菜的原则，尤其是少吃甜食和饮料。

（5）积极参加活动，增加运动量，坚持不懈。

（四）其他问题

其他常见的健康问题包括唇腭裂、高腭弓、出生牙齿和其他不正常的口腔发育、龋齿、视力低下或听力丧失。

第二节　社区妇女的卫生与保健

妇女保健是一项旨在维护和促进妇女健康的保健工作，妇女保健是我国人民保健事业的重要组成部分。妇女保健包括婚前保健、计划生育指导和避孕保健、经期保健和劳动保护、更年期保健、妇女疾病调查和妇科癌症筛查。

一、婚前保健

婚前保健是婚前医学检查、婚前健康指导和婚前健康咨询服务。婚前卫生保健是国家为维护公民的生育健康和为婚姻做准备而提供的一项保健服务。它基于充分尊重公民隐私权和知情权的原则。社区医生应告知即将结婚的男女在办理结婚登记前尽快接受婚前保健服务。

1. 婚前医学检查

婚前医学检查与一般体检不同。这是对准备结婚并可能对婚姻和生殖疾病有影响的男性和女性的医学检查。

（1）严重遗传性疾病：指遗传因素的先天形成，全部或部分患者丧失独立生活能力，后代繁殖风险较高，在医学上被认为不适合出生。

（2）传染病：指中华人民共和国传染病防治法律规定的艾滋病、淋病、梅毒、麻风病等被认为影响婚姻和生育的传染病。

（3）精神疾病：精神分裂症、躁狂抑郁精神病及其他严重精神障碍。

（4）除上述三种疾病的母婴保健法规定外，还包括影响婚姻和生育的重要器官疾病，如心、肝、肺、肾等疾病、糖尿病、甲亢和生殖器官疾病。

2. 婚前健康指导

婚前健康指导中心围绕生殖健康，对准备结婚的男性和女性进行健康教育和婚姻、生育指导。

（1）性健康与性教育（性生理、性心理、性道德、性卫生）。

（2）新的避孕知识和计划生育指导。

（3）孕前准备、环境和疾病对后代的影响。

（4）遗传疾病的基本知识。

（5）影响婚姻、生育等相关疾病的基本知识。

（6）生殖健康的知识。

婚前卫生指导婚姻之前可用于卫生保健学校和婚姻健康指导类解释服务对象系统按照统一的教材，并使用视频、幻灯片、照片、模型等其他方法来解释，同时为服务对象提供婚前保健宣教资料。

3. 婚前健康咨询服务

婚前姻健康咨询服务是指训练有素的医生与服务对象面对面的对话，对在体检中发现的异常情况和服务对象提出的具体问题进行解答并交换意见，提供信息，帮助其做出一个适当的决定。

二、计划生育和避孕保健

计划生育指导技术服务包括避孕药具的发放、孕情和环情检查、宫内节育器的放置和摘除、人工终止妊娠、输卵管结扎、输精管结扎术和常规体检，以及对计划生育并发症的诊断和治疗。社区医生计划生育的指导内容包括如下几点：生殖健康科普教育咨询；提供避孕药和相关指导、咨询、随访；为避孕、节育和输卵管康复提供相关咨询和随访。

此外，当社区卫生服务提供者的条件和能力无法提供服务时，应将与计划生育有关的临床医疗服务提供给医院。

三、月经健康与保护

月经期间由于盆腔淤血，经血下降，抵抗力减弱，易引起情绪波动，应注意月经卫生，尽量避免妇科疾病。

（1）在月经期间保持外阴清洁，减少阴部的阻力，易受细菌感染。因此，应该经常更换内衣，每天用水清洗阴部。

（2）注意保暖，经期御寒能力下降，受凉容易导致月经过少或突然停止。避免潮湿、涉水、游泳和冷水浴。

（3）要清洁使用消毒严格无污染的月经卫生用品，注意保持卫生巾清洁，如使用卫生腰带，清洁后应在阳光下晒干。

（4）多吃蔬菜和水果，保持大便通畅，吃一些高蛋白食物，如豆类、鱼、瘦肉等，以补充身体的消耗。经期容易疲劳和昏睡，情绪波动也很好，所以最好不要喝浓茶、咖啡等。

（5）精神愉悦，注重自我调节，保持快乐的心情，参与娱乐活动并保证充足的睡眠。

（6）适度的劳动和活动，避免繁重的体力劳动和剧烈的活动，并且可以进行低强度的活动和更多的拉伸活动，时间控制 30~45 分钟。

（7）其他月经期子宫内膜脱落出血，宫内创面，阴道酸碱度变化，防御功能下降，应尽量避免性生活，避免阴部细菌感染。在月经期间尽量不要选择妇科检查或拔牙。

根据《劳动法》等其他有关规定，女职工在经期期间，不应安排在高空、低温、冷水和国家规定的第三级劳动强度的场合工作。由于月经过多或痛经，女职工不能正常工作。雇主指定的医疗机构证明雇主可以给他们 1~2 天的休息时间。

在患有痛经、月经过多或过少、闭经、月经周期紊乱的妇女中，应进行系统观察，以建立观察记录作为健康档案的一部分。根据体检结果，有必要确定月经不正常的原因，判断其是否与工作和工作条件有关，特别是与职业病有关，以便采取相应的预防措施。

四、更年期保健

更年期可以照常工作，但要注意休息，避免过度劳累，确保充足的睡眠时间，适度的锻炼，积极参与活动，保持精神健康。

（一）合理的饮食

（1）吃多种食品，以谷类为主。
（2）多吃蔬菜、水果。
（3）经常食用牛奶、豆类或其产品。
（4）食用适量的鱼、禽、蛋和瘦肉，少吃肥肉。
（5）不要吃腐坏的食物，饮食和活动平衡，保持适当的体重，避免盲目饮食。

（二）适当的运动

更年期的妇女应在了解自身健康和确保安全的前提下，选择适当的运动和运动量。运动应选择健康、放松的运动，如慢跑、步行、太极拳、气功、自行车、健美操和游泳。一般来说，运动 5~10 分钟后，运动可以恢复到正常呼吸和心率。第二天起床后没有疲劳的感觉，这表明锻炼强度是适当的。每周至少锻炼三次，每次运动时间至少 30 分钟，达到轻微出汗。为了确保安全，运动的心率不应超过最大安全心率（60%~70%）。最大安全运动心率的简单计算方法：最大安全运动心率=220-年龄。

（三）稳定的情绪

心理健康指南通过咨询和其他方式提高更年期妇女的自我认同，使她们认识到更年期变化是正常的生理现象，正确地教育抛弃焦虑和抑郁的精神负担，以稳定、踏实的心情对待生活和工作。

对于有明显焦虑的更年期女性，可适当使用情绪调节剂，如氯氮（利眠宁）、艾司唑仑（舒乐安定）、多虑平等，可以用来帮助克服焦虑和不安，改善睡眠。对于情绪障碍较明显的患者，如更年期抑郁和更年期偏执狂，精神药物应在精神病医生的指导下使用。

（四）愉快的生活

更年期的夫妻，只要他们的健康状况允许，就应该安排适度的性生活，这不仅是正常的生理和心理需求，而且还会延缓生殖器官的萎缩，有助于防止身体衰老。

（五）自我监测

对更年期妇女健康状况指导进行自我监测。

（1）应定期对其健康状况进行自我评价：可根据世界卫生组织提出的"五快"和"三好"身心健康标准进行评价。"五快"是指食得快、便得快、睡得快、说得快和走得快。"三好"是指良好的个性、良好的生活能力和良好的人际关系。

（2）良好的月经卡记录：可及时发现月经失调、绝经后阴道出血、异常白带等妇科疾病症状，应及时就医。

（3）乳房自我检查：更年期也是乳腺癌的高发年龄，应坚持乳房自我检查的三个步骤检查，每个月进行检查，特别注意检查乳房的上部，观察乳房的异常变化形状和对称情况，检查乳房分泌物的情况。

（4）异常白带鉴定：正常情况下，绝经期雌激素水平下降，育龄时白带数量减少。一旦发现异常白带增多或带血白带、黄水白带等异常情况，应及时治疗。

（5）阴道出血：绝经前阴道不规则出血、血流量增加或长期出血，常伴有排卵功能不正常的子宫出血，但应先排除子宫内膜癌。绝经后出血是指经过1年的闭经后子宫出血的发生，出血较多，且出血量多于月经量，一旦绝经后出血应立即随访，必要时采用皮下刮除术以消除恶性肿瘤。

（6）外阴情况：外阴发现应注意肿块的质地、状态和颜色。必须尽快采取及时的医疗措施，消除急性、慢性、恶性肿瘤。

（7）触及盆腔包块应立即就医。

五、妇女疾病知识普及与筛查

妇科疾病普查是一种早期发现、早期诊断和早期治疗常见疾病等多种疾病的普查。这是一项以"预防为主，保障妇女健康"的措施。通过定期的普查，可以及早发现和诊断该病，并在"萌芽"状态下治疗，从而达到令人满意的治疗效果，有效提高妇女的健康水平。

（一）普查工作的进行

普查工作的组织和管理将涉及繁重的工作量和广泛的覆盖面。必须在有关部门的统一协调和规划下有机地进行。

（1）宣传和推出：人口普查之前，我们应该做好宣传和动员工作，让群众，特别是人口普查对象，识别一般人口普查的意义，并利用各种宣传工具来宣传和推出一个家喻户晓的名字，这样工作可以顺利进行。

（2）组织和责任：掌握该地区妇女的人数、年龄组成和普查对象的数量；建立附属地区妇科常见病防治规划，组织普查队伍。做好数据的登记、汇总、报告工作；对常见妇科疾病的预防和控制进行研究和结果分析，并提出预防和治疗建议；进行一般的治疗和随访。

（3）普查对象的确定：应调查年龄在25岁以上的已婚妇女，通常每2~3年进行一次普查。为了提高检测率（提高90%），调查社区将会进行有效地组织。

（4）调查材料的制备：应包括形式和设备（显微镜、手套、子宫颈刮片等）、医学（清洁、消毒、医疗设备）等检查准备。

（二）普查时间

普查方法通常需要一段时间，地点可以安排在社区卫生服务机构，可以在一个单位进行检查。在农村，我们应该注意避开农耕旺季。

（三）普查的内容及方法

（1）统一规范的普查形式的运用。

（2）填报疾病史：月经初潮（月经初潮、月经期）、妊娠史、既往史（特别是妇科肿瘤及其他肿瘤史）、肿瘤家族史和计划生育措施。

（3）妇科检查：按照常规检查的妇科检查，检查外阴、阴道、宫颈、子宫和"三诊断"检查——阴道、直肠和腹壁，了解盆腔和肛门直肠的情况。未婚不作阴道妇科检查，改为直肠——腹壁的"双合诊"。在月经期间，不作妇检。宫颈癌预防刮除是妇科检查的重要组成部分，常规的阴道检查用于毛滴虫和霉菌检查。

（4）乳房检查：乳腺检查应纳入妇科常规检查。在普查中，我们首先要观察乳房的肤色，是否有凹陷、桔皮症或溃疡。

（5）填写表格登记：核对后，按顺序填写检查结果，进行诊断，提出处理意见和建议。如果需要进一步的检查和治疗，可以预约医院或保健医院，记录下病历。

（6）数据统计和分析：第一次普查结束后，对每个人的数据、每个单元必须与其他地方做比较，找出问题，进行总结分析，提出了预防和控制的建议及具体措施。

（7）调查工作中需要注意的事项：普查工作的全部工作必须由受过训练的专业人员和严格的操作程序进行，以确保普查的质量；在月经周期中不能参加调查的妇女应当登记，月经后给予补查。

（四）宫颈癌和乳腺癌的筛查

（1）宫颈癌筛查：宫颈癌早期无症状，部分患者仅出现宫颈炎症状，如阴道分泌物增多，常被忽视。因此，有必要对早期子宫颈癌普查给予特别关注。宫颈癌筛查方法中最常见、最简单、最有效的是宫颈刮治术。该方法的准确性高，在细胞学检查中可发现 90%~95% 的早期宫颈癌。

（2）乳腺癌筛查：乳房肿块是乳腺癌的早期症状。其中大多数可以通过乳腺癌的检查方法来检测，如乳房自检。

（3）每个月的月经结束后的第五天进行每月的自我检查：脱下外套，在明亮的光线，面对镜子做双边乳腺癌诊断、双手臂下垂，观察两边的乳房的轮廓是否改变、是否在同一高度，乳房、乳头、乳晕的皮肤是否有脱皮或糜烂，乳头是否提高或回缩，然后双手叉腰，身体周围旋转的身体。继续观察上述变化，取立位或仰卧位，左手放在头部后方，右手检查左乳房，手指并拢，从胸部顺时针移动逐渐检查，根据外侧、向下、内、腋下顺序，系统检查是否有肿物。小心不要漏掉任何部分，不要用指尖压或挤。检查乳房后，用食指和中指轻轻挤压乳头，看是否有血液分泌物。

（4）触诊：专家应通过触摸判断是否有肿块。

（5）B超检查：当乳房被怀疑有肿块时，B超检查可用于确定肿块的性质和位置，但识别直径小于1cm的肿块的能力较差，可能会错过较小的肿块。

（6）钼靶X射线检查：它是判断乳腺癌最准确的方法，可以得到清晰的图像，并检查出一些无法用手触摸的微小肿瘤。其他方法也有近红外扫描。当乳房被观察时，各种密度组织可以显示不同的灰度，显示乳房肿块并显示周围的血管。进一步诊断乳腺癌需要细针穿刺细胞学检查和肿块活检。

第三节　社区老人的卫生与保健

通过计划、组织、分工与合作，充分利用医疗卫生和其他相关资源的社区，为老年人提供多层次、多维、个性化和方便快捷卫生服务，从而实现延长寿命、提高老年人生活质量的目标，进而实现健康老龄化。

一、对老年人卫生保健服务的基本要求

城市社区卫生服务和乡镇卫生服务机构应当具备服务内容所需的基本设备和条件。

（1）加强与社区（村委会）、派出所等相关部门的联系，掌握该地区老年人口信息的变化。加强宣传，告知服务内容，让更多老年人接受服务。

（2）及时将相关信息保存在个人健康记录中。对于已被纳入相应慢性病健康管理的老年人，每个健康管理服务可作为后续服务。

（3）积极运用中医方法为老年人提供健康指导，如卫生保健、疾病预防和治疗。

二、老年人卫生保健的基本内容

老年人卫生保健包括健康检查、健康信息收集和健康档案、健康评估、健康干预计划、卫生保健教育和保健指导。

（一）收集卫生信息，建立卫生档案

查询和观察包括一般资料、生活方式、目前的身体状况和老年人保健的专业知识。

（1）收集信息：如性别、年龄、家庭成员、既往病史等。

（2）生活方式行为：吸烟、饮酒、饮食、体育锻炼等。

（3）当前身体状况：关注老年人常见疾病的典型症状，如头痛、头晕（警惕高血压）；咳嗽、咳痰、行走或上楼感觉呼吸困难（警惕慢性阻塞性肺疾病）；心悸、胸闷、心前区疼痛（警惕冠心病）；消瘦、口渴、尿量增加（警惕糖尿病）、疲劳（警惕贫血）；关节或全身疼痛（警惕骨质疏松或骨关节炎）。

（4）妇女的特殊情况：包括月经来历、出生史、乳腺疾病史等其他妇科疾病或其他妇科疾病，以及瘙痒、白带异常、下腹不适、情绪变化等症状。

（二）身体检查

全身检查、重要器官功能检查、认知检查和情绪检查，以及生活质量的问卷都包括在体检和测试中。

（1）全身检查：包括体温、脉搏、呼吸、血液、身高、体重、腰围、体重指数（BMI）。检查皮肤、巩膜、浅表淋巴结、下肢（有无水肿）、肛门直肠检查、前列腺、心、肺、腹部、触觉、叩诊、听力检查。

（2）认知和情感状态的测量，包括认知和情感状态。

（3）生活质量问卷调查：QOL 进行问卷调查，并根据问卷进行 QOL 评分。

（三）身体功能检查

血液、尿常规、肝功能（血清天冬氨酸转氨酶、血清丙氨酸转氨酶、总胆红素）、肾功能（血清肌酐、血尿素氮）、空腹血糖、血脂、乙型肝炎表面抗原、心电图、胸片检查、眼底检查等辅助检查。如果没有相应的检查条件，建议将检验项目转移到高级医院。

（四）过往病史

以前诊断为高血压、冠心病、糖尿病、慢性阻塞性肺病等慢性病的患者应填写相应的疾病管理规定。

（五）健康状况评估和治疗

根据所收集的身体检查和健康信息，评估老年人的健康状况。

（1）在体检过程中，如发现下列情况之一，提示存在严重病症，应立即转上级医院：心率大于 169 次/min 或小于 40 次/min；收缩压不小于 180mmHg 和（或）舒张压不小于 110mmHg；空腹血糖不小于 16.7mmol/L 或小于 2.8mmol/L；怀疑急性冠脉综合征（症状和心电图）；其他不能处理的紧急情况。

（2）被诊断患有高血压、冠心病、糖尿病、慢性阻塞性肺病和骨关节炎等慢性病的老年人，评估其目前的疾病控制情况。继续规范慢性病管理，控制不佳者查明原因，调整管理办法和措施，或转到上级医院。

（3）疑似疾病。疑似慢性疾病，如头痛、头晕、心悸、胸闷、心前区疼痛、咳嗽、咳痰、呼吸困难、多饮、多尿，口渴、疲劳、关节或全身疼痛查体及辅助检查异常指标出现。如症状新出现且体检无异常发现，可以要求在一周后密切观察，如症状持续，建议到更高的医院，并与上级医院的主管联系 2 周，了解更高一级医院的医疗条件。如果症状已经被上级医院确诊为慢性疾病，则纳入相应的社区慢性病管理，如未被确诊，跟进 3 个月，观察症状的变化，填写随访形式，推荐和协助医生怀疑慢性疾病的常规检查和辅助检查，建立并协助向上级医院转诊，了解上级医院的诊断，并遵循上级医院医生的诊断，以及处理意见的管理。

（4）疑似慢性传染病。HBsAg 阳性同时有黄疸和肝功能异常，怀疑患慢性乙型肝炎，应转传染病医院确诊。胸部 X 线检查显示可疑活动性结核病灶，应转移至结核病医院进行诊断。

（5）可疑肿瘤。肿瘤筛查发现重大异常指标，转至上级医院确诊。

（六）评估是否存在抑郁

检查的时候问"你经常感到悲伤或沮丧吗?"或"你的情绪怎么样?"如"是"或"不是很好"，并以此来评估此人内心的抑郁程度，进行抑郁评分，如不小于15分，转上级医院神经、心理科处理。

（七）慢性病评估

存在的风险因素包括吸烟、饮酒、肥胖、嗜盐和高热食品等不良饮食习惯，以及不健康的生活方式，如不规律的生活。对那些可以干预的人进行健康教育和风险因素干预。

三、保健教育和疾病干预

与老年人建立良好的信任关系，鼓励他们与医生沟通，经常告诉当前不适，在第一时间了解他们的健康变化。

每年进行健康评估，更新健康记录，评估纵向健康变化。每 3 个月进行电话随访并填写随访表，了解目前情况、症状变化以及危险因素干预情况等。

根据相应的慢性病管理规定，对已确诊和诊断的慢性病患者进行随访并进行干预。

（一）饮食指导

（1）食物种类繁多，搭配精细，粗细搭配，每天食用一些牛奶、豆类或其他产品；食用适量的鱼、家禽、蛋和瘦肉；多吃蔬菜、水果和食物纤维；少食肥肉，不要纯素食或只吃肉。

（2）清淡易消化的食品应避免太甜、油脂和食物，多食入口即化的软食。

（3）新鲜可口，温度适宜：食物味道鲜美，不含原味；新鲜的食材，应该及时吃，不要吃剩菜。食物应该是温暖和热的，避免冷和过热的食物。

（4）少食多餐，食物不饱：3 次主餐不可放弃，间隔 4~5 小时，在正餐之间，添加两种小吃或杂食（零食、牛奶、水果或果汁、坚果类食品），吃到七、八分饱。

（5）多喝水，少喝酒，合理选择饮料。

（6）慢性病患者、特别是糖尿病患者要参考慢性疾病管理规范进行指导。

（二）运动指导

运动指导是基于老年人身体、性别和健康状况的差异，以及慢性病和疾病的性质和程度的差异。一般而言，运动处方应掌握以下原则。

（1）运动可分为三个阶段，即初期阶段、适应阶段和维护阶段，通过运动训练逐渐产生有利于机体的适应性反应，以避免意外增加的运动训练效果的热切追求，从而出现心血管关节病变。

（2）运动训练产生的有益效果不是永久性的，在停止运动 2 周后，原有效果将开始减弱。因此，有必要选择有趣的运动来提高兴趣，养成运动习惯，坚持很长一段时间，选择运动的保健和放松，如慢跑、步行、太极拳、气功、自行车、健美操和游泳。

（3）锻炼时间和运动量的掌握：每周 3~5 次，每次 30~60 分钟，轻度至轻微的强度，运动的量掌握"运动后心率+年龄=70"。

（4）充分准备和锻炼：准备活动也称为热身运动，通过准备活动逐渐增加心率，以避免由于心率的突然增加而导致心率突然升高；运动强度逐渐减少，防止突然停止运动导致晕厥。

（5）运动处方调整：运动处方应在定期调整过程中实现，如调整高度和运动频率阶段之前的改善，改善的初期阶段应该在半个月调整一次，经过 8 个月的培训后，可以在 1~2 个月调整一次，逐渐扩展到半年。如健康状况发生变化，应及时调整运动处方。

（6）应根据疾病的不同阶段和不同情况，掌握老年疾病的运动。此外，应在药物使用后对运动测试的反应进行调整，如药物治疗对心脏病的影响。当药物发生变化时，应调整运动处方。

（7）注意与锻炼相关的心理因素：身体素质不高，身体能力差，意志力薄弱或疼痛，许多老年人经常有一些负面情绪（如急躁、害怕痛苦、沮丧，因为他们无法达到预先确定的目标）。因此，在对老年人进行指导时，应同时注意他们可能有的负面情绪。

（三）心理指导

（1）认知教育。告诉老年人保持良好的情绪和乐观态度是保持健康的精神基础，而精神压力和抑郁是高血压、糖尿病、冠心病、肿瘤等疾病的重要原因。

（2）保持心理健康的方法。鼓励老年人积极寻求生活乐趣，参与社会活动，引导发泄和释放不良情绪，帮助老年人寻求家庭和社会关怀。

（3）关注和帮助解决心理问题。特别关注未受教育、丧偶、独居或患有慢性疾病的老年人的心理问题。有抑郁倾向的老年人在出现心理问题后，应尽量了解家庭和个人问题，并与家庭进行心理调整。

（四）主要风险因素干预

（1）戒烟。进行对吸烟有害的教育和戒烟建议。像吸烟这样的老烟民有戒烟的打算，提供帮助和安排戒烟计划。

（2）控制过量饮酒。健康饮酒教育，了解过度饮酒的危害，建议不饮酒或少量饮酒（每天啤酒不超过 200mL、红酒不超过 50mL），尽量不饮酒，慢性肝病患者严禁饮酒。

（3）体重减轻和体重控制。询问过去的体重变化，计算体重指数（BMI），测量腰围，确定超重或肥胖。协助制订和控制体重计划，协助实施减肥。

（4）其他重要干预措施。指导小剂量阿司匹林的正确使用、高脂血症的预防和治疗、慢性性病的治疗（见慢性疾病的管理）。

疫苗接种建议每年为65岁以上的人注射流感疫苗和23介肺炎链球菌疫苗。慢性阻塞性肺疾病患者、慢性心力衰竭、慢性肾功能衰竭、糖尿病、癌症，或长期使用激素和免疫抑制药物者，在脾切除术后和生活在老年医院的高危老年人，强烈建议并敦促每年注射流感疫苗和23介肺炎球菌疫苗。肿瘤或长期使用激素和免疫抑制剂需要咨询肿瘤或免疫学专家来决定是否接种疫。

（5）预防骨质疏松症。老年人骨质疏松风险教育。对于有成人骨折病史、缺乏体育锻炼、频繁跌倒、生活不能照顾自己、痴呆、吸烟、饮酒或经常服用激素和免疫抑制剂的老年人，建议在高级医院进行骨密度检查。除吸烟、饮酒、多吃乳制品和鱼类外，适量运动（如跑步、跳舞、攀爬等），如有必要，建议每日服用维生素D补充钙1000mg。

（五）意外伤害自救

（1）烫伤。宣传烫伤预防知识。指导患者及其家属正确使用热水袋和加热设备；食用热汤时温度要适宜；洗澡时水温不要太高，时间不宜过长；要告诉有意识或瘫痪的老人的家人，禁止使用热水袋和电热水壶取暖。

（2）窒息。饮食一般是柔软和易咀嚼的。戴义齿的老人不应该吃圆而粘的食物。告诉家里有吞咽困难的老人，把他们的食物煮软，然后调成糊状，喂饭时宜少量多次，进食时头不要后仰。

（3）摔伤。嘱老年人坚持定期体育锻炼，增强肌力、柔韧性、平衡、步态稳定性，减少跌倒的发生。室内家具的高度和位置应该合理，移走家中对行走造成障碍的物体，保持地面平整；走道应安装把手，室内光线应足够；应穿适合他们脚型的防滑鞋；卧室有夜灯。一旦发生受伤，建议在家庭的帮助下（如有必要，请拨打120）送往医院。

（4）碰撞伤害。主要是自行车或其他车辆造成的伤害最大，其次是意外碰撞伤害。告诉老人要尽量和家人一起出行，不要单独去一个陌生的地方，在过马路的时候遵守交通规则，仔细观察路况。

（5）刀伤。如果伤口不大，出血不多，伤口也干净，受伤的手指还会扩展和弯曲活动，可以使用医用碘消毒伤口及其周围皮肤，待干后，然后用消毒纱布覆盖伤口。如果伤口大而深，应按压止血，并立即送往医院治疗。

（6）异物卡喉。由于在声门或气管内放置的食物或异物，导致患者窒息或严重呼吸，突然咳嗽，不发音，气喘，呼吸短促，皮肤发紫。严重的人会很快出现意识丧失，甚至停止呼吸和心跳。一旦发生这种情况，不要把病人的背部碰倒。你应立即联系医院，或将病人送往医院，并立即给予急救。

（7）气道有异物。告知老年人应防止呼吸道异物发生，应将食物切成细碎，并充分咀嚼，当口中含食物时，应避免笑、说话、走路或跑步，尤其是戴假牙和饮酒后的人。一旦发生必须先深呼吸，然后咳嗽，并有很强的气体，也可以把右手拇指关节的上腹部，左手握右手，然后使 4~6 次连续快速的按压。有些人应该在现场"抢救"，救援者站在病人的侧卧位，一只手放在病人的胸部，另一只手放在病人肩胛骨的根部，并给予 4~6 次连续的震动，同时应该尽快联系医院，将病人送往医院。

（六）同伴支持——自我管理技术

同伴支持是一种具有相同年龄、性别、生活环境和经历、文化和社会地位的教育形式，或者出于某种原因，人们共同分享信息、思想、情感或行为技能。这是一种同伴辅助的健康教育。

同伴支持的自我管理过程包括：获得社区领导支持，社区组织、团体和所有居民的积极参与。可以进行自愿登记和同伴支持，包括退休教师、医生、干部、其他职业的普通居民等；培训可以由医院或公共卫生专家进行，包括对同伴领导人的角色期望和自我管理技能。在培训中，确保同伴的支持者充分理解教学内容，并重复演示，进行专题讲座、小组讨论、趣味活动，以及一对一的交流。

四、老年人的卫生保健检查

测量技术包括测量体温、脉搏、呼吸、血压、身高、体重和腰围。

主要身体检查技术包括对皮肤、巩膜、淋巴结、乳房、肺、心脏、腹部、肛门和下肢水肿的检查。

乳腺癌：可能的危险因素包括乳腺癌家族史、生育、不泌乳、高血压、肥胖、长期使用雌激素等。指导老年妇女乳房自检方法。每 1~2 年由医生进行乳房检查，乳房 X 光检查是必要的。

宫颈癌：对年龄在 65 岁以上的妇女，建议进行两项筛查试验，连续两年正常可停止筛查。筛查方法是宫颈刮片细胞学检查，如没有相应条件的社区卫生服务机构，建议定期去高级医院就诊；宫颈刮片细胞学检查，发现非典型增生，转至高级医院；每年筛查一次，如果连续两次刮片完全正常，可以 3 年筛查一次。

结肠直肠癌：每年进行粪便隐血试验和肛门指诊检查；粪便潜血阳性的老年人检查是否贫血，贫血的人转向上级医院，问是否有痔疮史，进行肛门诊断判断有无痔疮诊断。如果治疗后复查，如发现肿瘤或风险因素的存在，转上级医院检查，如肛门诊断没有发现异常，每周复查粪便隐血（共 3 次），仍然阳性，转移到一个更高层次的医院进一步检查。

五、双向转诊情况

在卫生管理部门的指导下，社区（乡镇）卫生和医疗服务机构应积极建立一个平滑的、互惠互利的双向转诊渠道和机制，使需要转诊的老年患者获得适当的医疗服务来避免疾病的延迟。与此同时，由高级医院改善的患者可以顺利地转回社区，从而减少患者的医疗负担。

推荐的原则：确保患者的安全和有效治疗；尽可能减轻患者的经济负担；最大化社区医生和专家的各自优势和协同作用。

（1）老年人身体检查和健康评估中发现的问题超过了社区（乡）卫生和医疗服务机构的技术能力，也超过了慢性病的诊断和专科治疗的需要，社区医生应提出转诊意见并协助转诊。

（2）发现老年人的心率、血压和血糖变化太大，应紧急转上级医院。

（3）转诊后，社区医生应在 2 周内与上级医院联系，了解诊断和治疗情况。慢性病患者经上级医院明确诊断后，进入相应的社区慢性病管理。

上级医院将病人转移到社区（乡镇）卫生和医疗服务机构后，由社区医生进行长期监测、随访和管理。当病人被转回时，上级医院应主动联系社区医生，告知病人在医院的诊断和治疗，并说明需要注意的事项。

第四节　社区重点人群的卫生与保健

高血压主要是由多种基因、环境和多种危险因素相互作用引起的循环动脉血压升高。高血压是心血管和脑血管疾病最常见的慢性病。脑卒中、心肌梗死、心力衰竭、慢性肾病等主要并发症不仅致残还会导致死亡，并严重消耗着医疗和社会资源，同时给家庭和社会造成沉重负担。

一般来说，高血压患病率随年龄增长而增加；女性在绝经前的发病率比男性稍低，但她们在绝经后迅速上升，甚至高于男性；高纬度地区在寒冷地区的患病率高于低纬度地区；盐和饱和脂肪越高，平均血压和患病率就越高。

一、高血压患者的卫生保健

我国高血压流行有两个显著特点：从南向北，高血压患病率呈上升趋势，这可能与北方的低年平均气温和北方居民较高的盐摄入量有关；不同民族的高血压患病率也有所不同，生活在北方或高原地区的藏族人也有所不同。蒙古族和韩国人的患病率较高，而居住在南部或非高原地区的壮族、苗族和彝族的患病率较低。这种差异可能与地理环境和生活方式有关，不同民族之间没有明显的遗传背景差异。

（一）高血压的诊断

高血压定义为：在未使用降压药物的情况下，非同日 3 次测量血压，收缩压不小于 140mmHg 和（或）舒张压不小于 90mmHg。收缩压不小于 140mmHg 和舒张压小于 90mmHg 为单纯性收缩期高血压。患者既往有高血压史，目前正在使用降压药物，血压虽然低于 140/90mmHg，也诊断为高血压。

（二）高血压的治疗

高血压患者的主要治疗目标是降低心血管并发症和死亡率的总体风险。所有可逆转的心血管危险因素、亚临床靶器官损伤和各种并存的临床疾病都需要治疗。

高血压患者的目的是逐渐降低血压以达到目标。高血压患者的血压（收缩压/舒张压）应降低到 140/90mmHg 以下，65 岁及以上老年人的收缩压应控制在 150mmHg 以下；高血压伴肾脏疾病、糖尿病或稳定疾病的患者更加适宜个体化，一般可将血压降到 130/80mmHg 以下。

1. 非药物治疗

非药物治疗主要指通过对生活方式的干预去除不利于身心健康的行为和习惯。健康的生活方式在任何时候对任何高血压患者（包括正常的高血压）都是一种有效治疗。它不仅能预防或延缓高血压的发生，还能降低血压，提高抗高血压药物的疗效，从而降低心血管风险。

（1）降低钠盐摄入，增加所有高血压患者的钾盐摄入量。应采取各种措施尽量减少钠盐的摄入，增加食物中钾盐的含量。尽可能减少烹饪的盐，建议使用定量盐匙；减少含钠盐的调味品，如味精、酱油和其他加工食品，如咸菜、火腿、香肠和各种油炸食品；增加蔬菜和水果的摄入量；肾功能良好者，使用含钾的烹调盐。

（2）体重指数和腰围是衡量超重和肥胖的最简单和常用的生理指标。最有效的减重措施是控制能量摄入和增加体力活动。

（3）吸烟是一种不健康的行为。它是心血管疾病和癌症的主要危险因素之一。被动吸烟也会显著增加患心血管疾病的风险。医生应强烈建议并督促高血压患者戒烟，并鼓励患者寻求药物辅助戒烟（使用尼古丁替代品、安非他酮缓释片等），并跟踪和监督成功吸烟者避免复吸。

（4）限制每天饮酒。男性不应超过 25g，妇女不应超过 15g。不鼓励高血压患者饮酒。

（5）一般来说，身体活动可以增加能量消耗，有利于健康。定期的体育锻炼可以产生重要的治疗效果，可以降低血压，改善葡萄糖代谢。因此，建议每天进行大约 3 分钟的体育锻炼。每周应该有超过 1 次的有氧运动，如散步、慢跑、骑自行车、游泳、健美操、跳舞和非竞争性划船。

（6）减少心理压力和保持心理平衡，因为精神压力会引起心理应激反应，即人体对环境的心理和生理刺激的反应。长期和过度的心理反应，尤其是负面的心理反应，会显著增加心血管疾病的风险。应采取各种措施，帮助患者预防和缓解精神压力，纠正和治疗病态心理。如有必要，应建议患者寻求专业的心理指导或治疗。

2. 抗高血压药物使用原则

抗高血压药物应用应遵循 4 个基本原则，即小剂量的开始、长效制剂的偏好、药物的结合和个体化。

（1）低剂量。初始治疗通常应使用小剂量的有效剂量，并逐渐增加剂量。抗高血压药物需要长期或终生的应用。药物的安全性和耐受性与药物的功效同等重要。

（2）试图多用长效制剂。尽可能使用一天一次的药，使用可持续 24 小时的长效药物，为了有效控制夜间血压和早晨高峰，并更有效地预防心血管和脑血管并发症的发生。对于短期和中等剂量，应每天 2~3 次，以达到稳定的血压控制。

（3）联合用药。增加血压的作用，减少不良反应，当低剂量单药治疗效果不理想时，可以使用两种或多种抗高血压药物联合治疗。事实上，2

级以上的高血压往往需要综合治疗才能达到血压的目标。对于血压高于160/100mmHg 或以上的患者，患者可以从双小剂量的药物或少量的复方制剂开始。

（4）根据患者的具体情况和耐受性、个人意愿或长期耐力，选择适合患者的抗高血压药物。

3. 常用的抗高血压药物

常用的抗高血压药物包括钙通道阻滞剂、血管紧张素转换酶抑制剂（ACEI）、血管紧张素受体阻滞剂（ARB）、利尿剂药物、β 受体阻滞剂，以及由这些药物组成的固定复方制剂。此外，α 受体阻滞药或其他抗高血压药物也可应用于某些高血压患者。

（1）钙通道阻滞剂。主要通过阻塞血管平滑肌细胞钙通道，扩张血管，降低血压。它包括二氢吡啶类钙拮抗剂和非二氢吡啶类钙拮抗剂。前者等于硝苯地平、尼群地平、拉西地平、氨氯地平和非洛地平等。这种药物可与其他 4 种药物联合使用，尤其适用于老年高血压、单纯收缩期高血压、伴稳定性心绞痛、冠状动脉或颈动脉粥样硬化及周围血管疾病。常见的副作用包括反射性交感神经激活导致心跳加速、面部潮红、踝关节水肿、牙龈增生等。

（2）ACEI。作用机制是抑制血管紧张素转化酶阻断肾素血管紧张素系统发挥降压作用。常用的包括卡托普利、依那普利、贝那普利、雷米普利、培哚普利等，尤其是慢性心力衰竭、心肌梗死、心衰、糖尿病肾病、非糖尿病肾病，代谢综合征，蛋白尿或微量蛋白尿。最常见的不良反应是持续的干咳，多见于用药初期。症状轻微的患者可以坚持服药，不能耐受的患者可以转到 ARB。其他不良反应包括低血压、皮疹，偶尔血管神经水肿和味觉障碍。长期应用可能导致血钾升高。应定期监测血钾和血肌酐。双侧肾动脉狭窄、高钾血症和孕妇禁用。

（3）ARB。作用机制是阻断血管紧张素 1 受体发挥降低血压的作用。常用的药物有氯沙坦、缬沙坦、厄贝沙坦、替米沙坦等，特别适用于左心室肥厚、心力衰竭、房颤、糖尿病肾病、代谢综合征、微蛋白尿或蛋白尿、不能耐受 ACEI 的患者。罕见、偶尔腹泻的不良反应，长期使用可增加钾，应注意监测血清钾和肌酐水平的变化。禁用人群包括双侧肾动脉狭窄、孕妇和高钾血症者。

（4）利尿剂。通过利钠排水、降低血容量来降低血压。它主要包括噻嗪类利尿药、袢利尿药、保钾利尿药与醛固酮受体拮抗药等几类。用于控制血压的利尿剂主要是噻嗪类利尿药。在我国，噻唑主要是氢氯噻嗪和吲达帕胺。这类药物特别适用于老年高血压、收缩性高血压或心力衰竭患者。这也是治疗高血压的基本药物之一。不良反应与剂量密切相关，所以通常使用小剂量。噻嗪类利尿剂可引起低钾血症。长期用户应定期监测血清钾，适当补充钾。有痛风的人应该被禁止；应注意高尿酸血症和明显肾功能不全者的使用。

（5）β受体阻滞剂。主要抑制交感神经活性的过度激活，抑制心肌收缩力，降低心率，在降低血压方面发挥作用。常用药物有美托洛尔、比索洛尔、卡维地洛和阿替洛尔等。β受体阻滞剂尤其适用于高血压性心律失常、冠心病、慢性心力衰竭、交感神经活性增强和高动态状态的高血压患者。常见的不良反应是疲劳、肢体冷、躁动、肠胃不适，但也可能影响葡萄糖和脂质的代谢。高心传导阻滞和哮喘的患者是禁忌症。慢性阻塞性肺疾病、运动员、周围血管疾病或糖耐量异常的患者慎用；当糖脂代谢异常时，一般不喜欢β受体阻滞剂，必要时可仔细选择高选择性的β受体阻滞剂。突然停药的长期应用可以出现在反弹现象中，即原发性症状加重或新的表现，更常见的血压反弹，伴有头痛、焦虑等，称为戒断综合征。

（6）α受体阻断剂。不作为一般高血压治疗的首选，高血压与良性前列腺增生的应用和治疗难治性高血压患者，药物治疗的开始应该睡觉前为了防止引起体位性低血压的发生，使用测量血压的站立位置，充分利用控制释放药物。那些有直立性低血压的人是被禁止的，那些有心力衰竭的人应该小心。

（7）肾素抑制剂。一种新型的抗高血压药物，其代表药为阿利吉伦，可以显著降低高血压患者的血压，但对心血管的影响尚未在大规模临床试验中得到评估。

（三）高血压并发症的临床表现及治疗

高血压患者由于动脉血压持续升高，导致全身动脉硬化，从而影响组织和器官的血液供应，引起各种严重后果，成为高血压的并发症。在高血压的所有并发症中，心脏、脑和肾是最重要的。

（1）患有高血压伴脑卒中风。抗高血压治疗的目的是减少复发性卒中。对于一般卒中后高血压患者，应进行积极的常规抗高血压治疗。低血压治疗应给予缺血性或出血性卒中，男性或女性，及任何年龄组。然而，对于老年患者，双侧颈动脉或颅内动脉严重狭窄的患者，以及严重的直立性低血压，应谨慎对待。从小剂量开始观察抗高血压药物，观察血压水平和不良反应。

（2）所有高血压和房颤的高血压患者都应评估血栓栓塞的风险。抗凝治疗应适用于有血栓栓塞危险因素的房颤患者。华法林是最好的选择，阿司匹林也可以。

（3）冠心病、心绞痛、非 ST 段抬高、ST 段抬高性心肌梗死的原发性高血压患者一般为 130/80mmHg，但治疗更个性化。

（4）高血压合并心力衰竭可降低高血压患者心力衰竭的发生率，减少心力衰竭患者的心血管事件，降低死亡率，改善预后。高血压患者有心力衰竭的症状和体征应积极控制。降压的目标水平为 130/80mmHg。对于高血压患者，或左室肥厚高血压患者，或左心室功能障碍，但无症状和心衰迹象，治疗目标为 130/80mmHg。这有助于预防心脏衰竭的症状和体征。

（5）高血压与肾病和肾功能不全有关。饮食和血压控制是最重要的。严格控制高血压是延缓肾脏疾病进展和预防心血管事件风险的关键。目标血压可控制在 130/80mmHg 以下。ACEI 或 ARB 具有降低血压、减少蛋白尿的作用，因此对于肾脏疾病患者，尤其是蛋白尿患者，应是首选，而这两种药物的结合对减少蛋白尿可能有好处。

（6）糖尿病合并糖尿病患者的收缩压为 130~139mmHg，舒张压为 80~89mmHg，不需要超过 3 个月的非药物治疗，包括饮食管理、体重减轻、食盐摄取量限制、适当的酒精限制和中等强度的锻炼。如果血压不能达标，应采用药物治疗。血压超过 140/90mmHg 的患者应在非药物治疗的基础上立即治疗。微蛋白尿的患者也应直接用药物治疗，首先考虑使用 ACEI 或 ARB 来保护肾脏，改善糖和脂质的代谢。

（7）高血压紧急情况和亚急性高血压急症和高血压亚急性疾病被称为高血压危象。急性高血压是原发性或继发性高血压的患者。在某些诱因下，血压突然显著升高（一般超过 180/120mmHg），并伴有累进心脏、大脑和肾脏的重要靶器官功能障碍。高血压亚急性疾病是血压的显著升高，但不是针对靶器官的损害。患者可能出现血压升高的症状，如头痛、胸闷、鼻出血和易怒。大多数患者服药依从性差或治疗不充分。血压水平不是区分高血压和高血压的标准。区分两者的唯一标准是是否有新的急性和渐进性的严重靶器官损害。

当怀疑发生高血压时，应进行详细的病史收集、体格检查和实验室检查，以评估目标器官功能的参与程度，以确定是否应尽快进行高血压紧急治疗。急性高血压患者应进入紧急复苏室或加强监测室，继续监测血压，尽快应用适当的降压药物，使用有效的镇静药物消除患者的恐惧，并处理不同的靶器官损伤。

（四）对高血压患者的社区保健服务的基本内容

《国家社区公共卫生服务规范》规定，高血压患者的社区管理是针对辖区内 35 岁以上的高血压患者。

1. 筛查

对 35 岁以上在辖区内的居民第一次到乡镇卫生院、村卫生室、社区卫生服务中心（站）进行血压测量。

首次发现超过 140mmHg 的收缩压和（或）舒张压超过 90mmHg 的居民在排除可能导致血压升高的可能因素后进行复核。同日 3 次血压高于正常值，主要诊断为高血压。如有必要，建议转诊到更高的医院，随访 2 周后随访，被诊断为原发性高血压的患者纳入高血压患者的卫生保健。对疑似继发性高血压患者，及时转诊。

建议高危人群每半年至少测量 1 次血压，接受医护人员的生活方式指导。

对原发性高血压患者每年至少要进行 4 次面对面的随访，并填写高血压患者随访记录。

（1）血压测量和临界状态存在的评估，如收缩压力大于 180mmHg 或舒张压超过 110mmHg；意识变化，严重头痛或头晕，恶心和呕吐，视力模糊、眼睛疼痛、心悸、胸闷，哮喘不能平躺，怀孕或哺乳期也是关键条件之一。如果有其他疾病无法处理，治疗后需要紧急转诊。对于紧急转诊，乡镇卫生院、乡村诊所和社区卫生服务中心（站）应在两周内积极跟进。

（2）如不需要紧急转诊，应在最后随访期内出现症状。

（3）测量体重和心率，计算体重指数（BMI）。

（4）询问患者的疾病和生活方式，包括心脑血管疾病、糖尿病、吸烟、饮酒、锻炼、盐摄入等。

（5）了解服药情况。

2. 干预

患者血压控制满意（收缩压小于 140mmHg，舒张压小于 90mmHg），无不良药物反应，无新并发症，不加重原发性并发症，预约随访时间。

当收缩压大于 140mmHg 或舒张压超过 90mmHg 或药物不良反应，结合他们的服药情况，目前药物的剂量增加，更换或增加不同种类的抗高血压药物，并在 2 周内跟进。

对连续两次血压控制不满意或药品不良反应难以控制，和出现新的并发症或严重并发症的患者，建议他们应该转移到更高的医院，转诊后 2 周内回访。

对所有患者进行针对性的健康教育，与患者一起制定生活方式改善目标，并在后续跟进中评估进展，告诉病人他们什么时候出现异常。

对原发性高血压患者进行体格检查，一年 1 次，综合健康检查，可配合随访。内容包括体温、脉搏、呼吸、血压、身高、体重、腰围、皮肤、浅表淋巴结、心脏、肺和腹部，并对口腔、视觉、听觉和运动功能进行粗略测量。

二、孕产妇卫生保健

通过全面实施孕产妇卫生保健服务，为孕产妇提供安全、有效、规范、便捷的卫生保健服务，提高孕产妇卫生保健水平，降低孕产妇和围产儿死亡率。要确保孕期正常和异常的检查，在产褥期正确指导，确保母亲和新生儿的安全。

（一）孕产妇卫生保健的基本要求

（1）服务提供者要求覆盖住在该地区的所有孕妇。

（2）开展孕产妇卫生保健的社区卫生服务中心和乡镇医院应当具备基本的服务设施和条件。

（3）从事孕产妇卫生保健和服务工作的人员应取得相应的资质，并接受过孕产妇保健技术培训，并根据全国孕产妇保健的需求，跟踪和管理。

（4）加强与社区（村）委员会、妇联、计划生育等相关部门的联系，掌握该地区的孕产妇信息。

（5）加强基层卫生保健机构的宣传和宣传，使更多育龄妇女愿意接受服务，提高孕率。

（6）每项卫生保健服务的信息和结果都准确、完整地记录在产妇保健手册或后续记录中，并列入卫生记录管理。

（7）积极使用中医药方法（如饮食、情绪调节、饮食治疗、产后康复等）在孕期、产褥期、哺乳期进行保健服务。

（二）孕产妇卫生保健的基本内容

孕产妇全程卫生保健包括从准备生育开始到产褥期结束，其中孕早期至少进行 1 次，孕中期至少 2 次（建议分别在孕 16～20 周、孕 21～24 周各进行 1 次)，孕晚期至少 2 次（其中至少在孕 36 周后进行 1 次），发现异常者应当酌情增加检查次数，及早发现妊娠合并症和并发症。

为准备分娩的孕妇提供健康教育是社区卫生管理的第一步，目的是普及孕前保健知识，为妊娠和分娩奠定良好基础。

社区和基层医疗卫生机构应该联系民政部门，公安、妇联和卫计各部门，掌握管辖区域内准备生育夫妇的名单，特别注意流动人口等，以确保没有遗漏。

组织应该通过宣传和教育开展健康教育宣传材料的传播，组织知识讲座，筛选科普视频进行健康教育和社区咨询活动，了解生育的基本知识，传播和教育夫妇有计划地在思想和材料方面为下一代创造一定条件有计划地安排怀孕。同时应告知产前护理程序和内容，从怀孕开始到产褥期结束的所有阶段都必须送到社区卫生服务机构或医院接受产妇保健，并及时登记，提供服务的位置和联系方式。

提供优生咨询计划，在受孕前排除不利的遗传和环境因素。

1. 怀孕前的保健指导

孕前保健服务从计划怀孕的前半年开始，目的是了解这对夫妇的健康状况是否适合怀孕。孕前保健服务的内容和过程包括评估孕妇的健康状况、健康指导和基于评估结果的治疗建议。

调查年龄、月经史、婚姻史、生殖道异常及手术史；急性和慢性传染病史；夫妇的家族史和遗传史；职业状况的历史和工作环境中不良因素的暴露史等。

必要时检查身高、体重、血压、心肺听诊、妇科、心理量表。常规尿检、肝肾功能检查、白带检查、梅毒筛查、HIV 检查、宫颈涂片检查和精液检查也是必要的。

2. 前期的保健指导

(1) 建立健康的生活方式，保持适当的活动和充足的睡眠。

(2) 有毒物质会导致出生缺陷，如无脑儿、脊柱裂、唇腭裂、畸形四肢等。妇女在准备怀孕时应采取主动，避免这些不利因素在其生活和职业环境中，并采取相应的保护措施。

(3) 远离宠物，预防弓形虫病。

(4) 应停止使用口服避孕药。如果采用宫内节育器，则应拆除避孕装置。一般妊娠期为停药后 6 个月，在接下来的 6 个月里，应该使用其他避孕方法，如避孕套和自然避孕法。

（5）妊娠前 3 个月开始准备妊娠的妇女，应每天补充 4mg 叶酸，直到妊娠 3 个月后才能预防胎儿神经管畸形。有条件的话，在怀孕期间，应根据医生的建议服用叶酸，以确保叶酸维持在适当的水平。

（6）孕妇在计划怀孕时，应主动接受口腔健康检查，发现并处理口腔内的疾病或隐患，不给孕期带来口腔问题。

（7）必要时，孕妇应接种风疹、乙型肝炎和流感疫苗，以预防怀孕期间的病毒感染。在怀孕前，没有病毒抗体，如风疹、乙型肝炎、流感等病毒抗体，应接种相应的疫苗，在接种后到医院检查，在体内产生抗体，然后准备怀孕。疫苗接种程序和抗体需要一段时间。应在怀孕前进行疫苗接种，以确保完成所需的免疫程序和生产有效的抗体。

3. 早孕的保健指导

从妊娠开始到 12 周，是胎儿各种器官发育的重要时期。在此期间，卫生保健的重点是了解孕妇的健康状况，筛查不适合妊娠的疾病，确定妊娠期，预防畸形因素。12 个星期前，在怀孕妇女居住的乡镇卫生院和社区卫生服务中心进行了早孕登记和首次产前随访，并通过询问病史、观察和检查来评估孕妇。

（1）调查和观察月经初潮、月经周期、月经初潮（上一次月经初潮）的确切时间，以及产前保健的内容，并根据更年期的历史计算怀孕和产前的日期。

（2）检查孕前保健检查的内容，注意子宫大小是否与妇科检查中胎龄一致。

4. 稳定期的保健指导

（1）应采用淋浴，妊娠前 3 个月避免性生活。

（2）正常的工作和活动可以在早孕中完成，但要注意休息和按时睡觉。

（3）怀孕早期胚胎发育阶段，经济增长缓慢，营养是几乎没有区别或略有增加怀孕之前，最重要的是全面营养，合理配置，避免营养不良或缺乏，避免营养摄入量在胚胎发展的不利影响。应该注意的是，怀孕期间叶酸的要求是非妊娠的两倍以上。因此，在怀孕期间，特别是怀孕的前 3 个月，食用富含叶酸的动物和植物食品应多吃。

（4）避免进入拥挤的公共领域，减少感染疾病的机会，不要接触猫、狗，不吃生鱼、肉、虾、蟹等食物，并避免接触放射性和铅、苯、汞、杀虫剂和其他有毒、有害物质。此外，避免噪音、振动、高温、极低温、微波等。避免桑拿或泡在热水中很长时间，戒烟和远离吸烟。

（5）应该加强自我修养，学会自我调节，善于控制和减轻不健康的情绪，保持稳定、乐观、快乐的心情。

（6）妻子怀孕时，丈夫要有耐心细致的照顾，尤其是心理上的安慰。社区卫生保健工作者在服务中给予关怀和支持，特别是在怀孕妇女第一次接受卫生保健服务时，给予热烈的问候，充分理解沟通和支持。

（7）怀孕后，应少吃药或不吃药，如果病情确实需要使用药物治疗，应认真听从医生的建议，不要耽误治疗。

（8）妊娠早期出现恶心、呕吐、食欲不振、头晕、疲劳等全身症状，通常在绝经 6 周后开始，怀孕 12 周后逐渐减少甚至消失。怀孕的女人不用担心紧张。应该采取少吃多餐的方法，注重营养均衡，应该确保每天至少摄入 150g 的碳水化合物（谷物 200g），以防止酮症酸中毒。一些孕妇严重呕吐，不能进食，可能影响孕妇和胎儿的健康，并应及时就医。

（9）发热、阴道红、严重呕吐、腹痛等异常情况，应立即送往医院就医，进行相应检查，明确诊断，及时治疗。

5. 中孕期的保健指导

产前筛查和产前诊断是产前护理的重点，是胎儿异常和医学指导的早期诊断。16~20 周妊娠（第二次）和 21~24 周（第三次）随访 1 次。对孕妇的健康状况和胎儿的生长发育情况进行了评估，并以询问病史、观察和检查为指导，进行了产前随访记录。

（1）询问并要求观察主要的生理和心理状况，没有不正常的感觉和特殊情况，了解运动时间。观察除早孕保健之外的内容，还应观察腹部的大小和形状与怀孕是否一致，是否有水肿和手术疤痕。

（2）检查和测试关注体重是否正常（13 周平均每周增加 350g 的怀孕，在一周内体重增加超过 500g）和血压的增加；检查膝关节反射和下肢水肿。必要时，测量一个心理量表。

尿常规检查每次进行，24 小时尿蛋白定量是必要的。在知情选择后，对高危孕妇进行筛查和产前诊断。

（3）产科检查测量了子宫的高度，测量了耻骨上边缘的高度，在腹部的皮肤上有一个软尺。腹部太大或增长太快，有很多羊水或多胎。使用木制胎心接收器听胎儿心脏（或使用多普勒胎儿心脏），胎儿心脏的声音从胎儿最接近的部分到母亲的腹壁是最清楚的。在妊娠中期，胎儿仍然很小，通常会听到从左下腹或右下腹部发出的胎儿心音。

5. 妊娠晚期的保健指导

晚期妊娠的护理重点是筛查、治疗、孕产妇妊娠并发症、胎儿生长发育和安全状况的检测、分娩方式和就诊建议、医院分娩和母乳喂养知识的宣传。妊娠 28~36 周（第四）、37~40 周（第五）指导孕产妇在医疗卫生机构 1 年内有助产资格，并随访，开展母婴自我监测方法，促进自然分娩、母乳喂养和哺乳。

妊娠指导中并发症的处理和治疗，并做好产前随访服务记录。发现在高危孕产妇的随访中应咨询临床医疗卫生机构，督促其酌情增加对上级医院的随访次数，如发现有意外情况，建议及时到上级医院就诊。

6. 产褥期的保健指导

产褥期指产妇到全身系统（除了乳房）的返回到非怀孕状态。孕产妇保健系统需要产褥期产后访视、产褥期保健、加强母乳喂养和新生儿护理指导，同时对新生儿进行监护，产后访视同时记录。

（1）观察分娩方式、胎儿出生、会阴或腹部切口、产后出血及感染情况，观察产妇一般情况、精神、心理、恶露、哺乳情况及是否有抑郁症状，观察母乳喂养的全过程。

（2）检查体温和血压，检查乳房、乳头，检查子宫高度和子宫压力，并对会阴或腹部伤口进行检查。观察恶露的数量、颜色和特征。如果有必要，做一个心理调查表。

（三）孕期卫生保健指导

除了定期洗发、洗澡、勤换衣服、每天清洁外阴、刷牙等个人卫生，洗澡勿用盆浴，禁止性生活。应保证每天 8~9 小时的睡眠，使用左侧卧位。

不要盲目过度运动，伸展运动不宜太剧烈，以免拉伤韧带，锻炼时，穿适合孕妇的文胸，提供舒适稳定的支撑。怀孕前不运动的女性在妊娠中期会逐渐运动，在怀孕后期需要减缓。运动前后 40 分钟喝一杯水，锻炼 5 分钟。孕妇有先兆流产、早产、多胎妊娠、羊水、胎盘前置、严重并发症等不适用于体操。

在中期妊娠期间，我们必须确保主要谷物，如米粉等，确保足够的热能，避免维生素 B，增加动物性食品，提供的蛋白质应占总蛋白质质量的 1/2 到 1/3 以上。

播放轻柔舒缓的音乐，让整个环境充满温馨和愉悦的声音。每天 2

次，每次 15~30 分钟。

胎运可从怀孕 26 周开始，每天 3 次，每天 1 小时。胎运不正常或消失，紧急转移。

通过对孕妇的生活、工作和休息的适当调整，引导怀孕的女性，让她们有良好的心理状态，以各种方式让自己快乐。在产前检查中接受医生的沟通，了解自己和胎儿的情况，有助于调节焦虑情绪。此外，应引导孕妇与胎儿建立亲密关系。

（四）孕期问题指导

（1）贫血。除了含有高铁、蛋白质和维生素的食物外，在怀孕 4 个月后，还可以服用 0~3g 的硫酸亚铁，每天 3 次或每天 3 次，每次 1~3 次。如严重贫血，应及时转诊。

（2）子痫前期。产前检查并随访，要求侧位每天休息 10~12 小时，高蛋白低盐饮食；如果血压升高，水肿和蛋白尿加重，应尽早治疗；一旦头痛，眼睛花，胸闷，右上腹部疼痛，夜间不能平躺，即使最轻的头痛，正确的上腹部的疼痛，甚至晚上不能持平，甚至抽搐和昏迷危机症状，紧急转移。

（3）妊娠伴心脏病。妊娠 20 周后，每 2 周进行产前检查。避免体力劳动和情绪激动，保证睡眠时间，充分休息，口服维生素 B，维生素 C，促进造血，高蛋白，高维生素，低盐低脂饮食，防止过度增重。症状如心悸、呼吸短促、气短、胸闷、久坐、呼吸、咳嗽、痰中带血及其他心力衰竭，需要在紧急情况下送往医院。

（4）患有慢性肾小球肾炎的妊娠。引导孕妇进行心理调整，不担心紧张，注意休养，卧床休息，侧卧位。此外，我们应积极预防妊娠高血压。

（5）妊娠期肝炎。转移后发现的疾病，出现胃肠道症状或黄疸需要紧急转诊。除了注意饮食和饮水的卫生，我们还应该加强消毒和隔离。要加强营养，饮食应富含蛋白质、糖、维生素 C 和维生素 K。

（6）妊娠肝内胆汁淤积症。卧床休息，尤其是左侧侧卧位，可增加胎盘血流，并可用于草药治疗，如茵陈蒿颗粒。加强自我监控，及早发现胎儿异常。与黄疸一样，高血压患者的尿路感染应转移或急诊。

（7）妊娠期糖尿病。根据医生的建议，精心的饮食治疗和胰岛素治疗，加强自我监控，及早发现胎儿异常，应将酮酸中毒和昏迷的发生转移到急诊医院。

（8）甲状腺危象。发热、心动过速、紧张焦虑、易怒、恶心、厌食、厌食、体重减轻等，应考虑甲状腺危象，应及时转移至高级医院。

（五）产后健康检查

（1）产后健康检查时间在产后 42 天进行的，正常产妇可在社区卫生服务或乡（镇）医疗卫生服务中进行，并由初生分娩的医疗卫生机构检查异常产妇。做好 42 天的产后健康检查，做好健康记录。

（2）询问和观察产后康复和母乳喂养，观察母亲的情绪和精神。母亲有糖尿病、肝病、心脏病、肾病等并发症，应了解其相关疾病症状是否缓解。

（3）检查和测试血压，称重，检查心脏、肺、肝、脾等脏器异常，检查乳房和乳头有无炎症；剖宫产术注意观察腹部伤口愈合，不论是否僵硬或异常隆起。观察到会阴伤口愈合、阴道前或后壁脱垂和子宫脱垂的体积、颜色和味道，观察阴道镜阴道分泌物，是否有宫颈撕裂、宫颈糜烂程度。检查子宫是否恢复到非妊娠状态、输卵管、卵巢及其他炎症或肿块。如果发现异常，可以通过 B 超进一步检查。

（4）恢复性生活。没有发现异常产后健康检查的人可以恢复性生活。产后如会阴伤口压痛，子宫复旧不佳，应推迟性生活。为了避免意外怀孕，应在恢复性生活的同时采取避孕措施。

（5）节制生育。哺乳期不采取避孕措施会导致意外怀孕，其中大部分采用人工流产，但此时子宫又软又脆，子宫刮伤的风险很大，子宫穿孔和出血尤其容易。因此，产后无论母乳喂养与否，都应积极采取避孕措施，以避免不必要的痛苦和风险。

（6）坚持纯母乳喂养。每个健康的母亲都有足够的母乳喂养自己的宝宝，所以不要担心孩子们吃不饱。母乳中含有足够的水分，即使是在夏天，有的母亲为了满足宝宝的需要，用水或牛奶调兑喂给婴儿，会降低婴儿的吸吮需求，减少吮吸从而导致乳汁分泌会减少，从而影响母乳喂养的成功。母乳喂养应维持 6 个月，在此期间，婴幼儿不应被给予水或奶制品。

（六）产后卫生保健指导

（1）恢复环境。房间应安静、舒适、清洁、保持空气流通。室温调节应合理，夏季中暑预防，冬季要预防气体中毒。

（2）休息和锻炼。为了保证产后身体的恢复，保证充足的睡眠时间，经常改变床的姿势，不要躺在床上很长时间，以防止子宫倾斜。正常分娩的健康产妇可以在产后第二天起床。它可以根据身体状况逐渐增加活动范围。同时，产后体操也要逐步进行。

（3）个人卫生。注意经常保持皮肤清洁干燥，经常更换衣服和床上用品。每天至少用温水清洗会阴，并定期更换卫生巾。注意口腔卫生，早晚刷牙，饭后漱口，不要使用浴缸。

（4）哺乳期妇女的饮食和营养。应注意增加吸收的热量，补充高质量的蛋白质、适当的脂肪摄入和矿物质供应，我们应该尽量确保搭配合理。

（5）心理健康指导。通过社会支持指导丈夫参与和心理调节。打破传统的"约束"观念，尽早做适量的家务和体育锻炼。在照顾孕妇和产妇的心理状态的同时，医务人员和其他妇产相关人员也要照顾好自己的家庭和社会环境，做好亲属的思想工作，同时关注怀孕妇女的心理状态。

（6）指导母乳喂养。

（7）产褥期问题的处理与指导。

1）产后便秘。服用一些泻药，如马兰丸、蓖麻油、液体石蜡等。鼓励步行，多吃水果和蔬菜，必要的可用泻药。

2）产后尿潴留。鼓励孕妇多喝水，增加尿量，定期排尿。

3）子宫的退化。鼓励早生、早活动、产后运动等，注意休息和半卧位，以促进露脊引流。

4）会阴伤口愈合不良或持续时间。保持会阴清洁干燥，经常清洗内衣。

5）痔疮。产后和早床活动，饮食应宜多吃纤维素含量的蔬菜，避免辛辣及其他刺激性食物，保持畅通的大便。

6）乳房早期乳腺炎。胸罩会撑起，试着让牛奶倒空。可用于热敷、局部冷敷、抗生素治疗。

7）产后抑郁症。产后抑郁症是产褥期最常见的心理问题，产后 3 天以上，持续约 7 天，大部分产妇症状可以减轻或消失，但也有一些持续时间较长。主要表现为产后母性情绪障碍，即哭闹、抑郁和烦躁。自我评价抑郁量表可用于诊断和心理健康指导。

三、社区重度精神病患者的卫生保健

患有严重精神疾病的患者在该地区被确诊，并在家中生活。严重的精神疾病是一组精神疾病，有幻觉、妄想、严重的思维障碍、行为障碍等，患者的社会生活能力严重受损。它主要包括精神分裂症、分裂情感障碍、偏执性精神病、双相情感障碍、癫痫症和精神障碍。

在严重精神疾病患者的管理中，家庭成员应由负责治疗该疾病的医疗卫生机构的医疗卫生机构提供或直接转移。与此同时，对患者进行全面的评估，建立居民的一般健康记录，并填写严重精神疾病患者的个人信息。

根据患者的风险分类，精神症状的消失，自我认识的完全恢复，工作和社会功能的恢复，以及患者出现药物不良反应或身体疾病，通过分类干预对患者进行分类。

（1）如果患者不稳定，风险为 3 到 5 级或精神病症状。缺乏自知、急性药物不良反应或严重的身体疾病，患者在治疗后立即转至高级医院。如有需要，向当地公安部门报告，协助医院治疗。对于未住院的患者，在精神科专家、居民委员会和警察的帮助下进行两周内随访。

（2）患者基本稳定，如果风险是 1 到 2 级，或精神症状、自我认知和社会功能较好，首先，应该判断疾病是否波动或药物效果不好，或伴随药品不良反应或身体症状的恶化。采取措施调整现有药物剂量，并找出在规定剂量范围内治疗此病的原因。必要时，有必要与原负责病人的医生取得联系，或在精神病学的指导下接受治疗。初步治疗后，观察 2 周。如果情况趋于稳定，目前的治疗方案可以维持 3 个月。如果该步骤无效，建议推荐到高级医院，并在 2 周内随访。

（3）患者病情稳定，如精神症状基本消失，自我认知的知识基本复苏，社会功能很好，没有严重的药物不良反应，没有其他异常，可继续执行上级医院设立的治疗计划，并跟踪 3 个月。

（4）根据患者病情的控制，指导患者及其家属进行健康教育和生活技能的培训，并提供家庭成员的心理支持和帮助。

经患者同意，每年进行 1 次健康检查，可与随访相结合。内容包括全身检查、血压、体重、血常规（包括白血球分类）、转氨酶、血糖和心电图。

第五章　现代高校卫生与保健

在健康中国战略中，高校卫生与保健是一个重要组成部分。本章主要围绕现代高校卫生与保健展开具体论述，内容包括现代高校的健康教育、现代高校中常见疾病及症状、现代高校日常生活卫生、现代高校饮食卫生、现代高校传染性疾病防控以及现代高校公共卫生体系建设。

第一节　现代高校的健康教育

毋庸置疑，健康教育是一项投入少、产出高、效益大的战略性保健措施，它是通过信息传播和行为干预，帮助人们掌握卫生保健知识，树立健康观念，自愿采纳有益于健康的行为和生活方式的教育活动，以达到消除或减轻影响健康的危险因素、预防疾病、促进健康和提高生活质量的目的。大学生的身心健康状况对国家、社会的发展和未来直接产生影响，因此开展大学生健康教育具有十分重要的意义。

一、开展高校健康教育的意义

实际上，在高校开展健康教育，是为了让大学生树立现代健康观，掌握心理健康、合理膳食、生殖健康、预防疾病和急救等卫生保健知识，建立自我保健意识，消除或减轻危害健康的因素，养成健康的生活方式和行为习惯，妥善处理学习及生活中遇到的各种问题，增强社会适应能力，为一生的健康打下坚实基础。

其次，健康教育还是对大学生进行综合素质教育，引导德智体美全面发展的一个重要部分。通过健康教育，培养坚强的意志，遵守社会道德规范，促进身体素质、心理素质与思想道德素质、文化专业素质等诸方面和谐发展，树立正确的人生观、价值观及爱国主义、集体主义的情操。

再次，学校健康教育还能促进整个社会健康知识的普及，是社会主义文明建设的基础。通过健康教育提高学生自身的健康素质，同时经由他们将卫生知识辐射到家庭和社会，影响周围人群，形成人人重视健康的社会氛围和风尚，这对于提高全民族的健康素质、增强综合国力具有重要的现实意义。

二、大学生健康教育的目标

大学生健康教育是以大学生为主要对象，以传授健康知识、提高健康意识、选择健康行为为核心内容的教育活动。主要通过开设健康教育课程、开展形式多样的健康活动、建立健康教育网站和健康咨询等方式进行。健康教育的总体目标是增长大学生的卫生保健知识，增强维护健康的责任感和自觉性，自觉选择健康的行为与生活方式，提高自我保健及预防疾病的能力，改善和提高生活质量。大学生健康教育的目标分为近期目标与远期目标两种。

（1）近期目标。重点是预防传染病、心理疾患和意外伤害，保证学业的顺利完成。

（2）远期目标。重点是预防恶性肿瘤和高血压、糖尿病等慢性非传染性疾病，提高生命质量，延年益寿。

三、高校教工群体健康情况

（一）参检人员基本情况

（1）参检人员统计数据见表 5-1。

表 5-1　2017 年某高校教工群体体检报告

参检人数	1494	检出异常人数/人	1459
男性人数/人	737	女性人数/人	757
最大年龄/岁	91	最小年龄/岁	23
男性异常人数/人	725	女性异常人数/人	734
检出阳性/人	323	总异常率/%	97.66
男性异常率/%	98.37	女性异常率/%	96.96

（2）年龄段分布情况见表 5-2。

表 5-2　参检人员年龄段分布情况

年龄阶段 ＼ 性别	男/人	女/人	合计/人
<18 岁	0	0	0
18~29 岁	15	67	82
30~39 岁	191	230	421
40~49 岁	190	194	384
50~59 岁	162	110	272
60~69 岁	113	99	212
>=70	66	57	123
最小年龄/岁	23	23	
最大年龄/岁	91	88	

（二）体检异常结果检出统计

将检出的人数按男女综合检出数量最高的部分异常情况进行统计分析，以反映出员工的健康状况，见表 5-3 至表 5-5。

表 5-3　（男女）前十种异常情况检出率

序号	阳性发现	检出人数/人	检出率/%
1	总胆固醇（CHOL）偏高	379	25.37
2	甲状腺多发结节	343	22.96

续表

序号	阳性发现	检出人数/人	检出率/%
3	甲状腺结节	320	21.42
4	淋巴细胞比率（LYM）偏高	319	21.35
5	轻度脂肪肝	304	20.35
6	甘油三酯偏高	290	19.41
7	低密度胆固醇偏高	271	18.14
8	尿酸偏高	259	17.34
9	高密度胆固醇偏高	248	16.60
10	高血压病	233	15.60
11	间接胆红素偏高	219	14.66
12	红细胞压积偏高	207	13.86
13	葡萄糖偏高	193	12.92
14	肝囊肿	173	11.58
15	总胆红素（TB）偏高	166	11.11
16	低血压	139	9.30
17	中性粒细胞比率偏高	139	9.30
18	谷丙转氨酶偏高	130	8.70
19	前列腺增生	124	8.30
20	肌酸激酶偏高	115	7.70

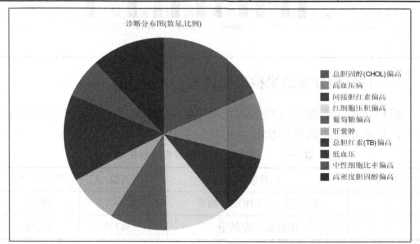

表 5-4　男性前十种异常情况检出率

序号	阳性发现	检出人数/人	检出率/%
1	轻度脂肪肝	200	27.14
2	甘油三酯偏高	193	26.19
3	红细胞压积偏高	192	26.05
4	总胆固醇（CHOL）偏高	180	24.42
5	尿酸偏高	171	23.20
6	甲状腺结节	153	20.76
7	甲状腺多发结节	148	20.08
8	淋巴细胞比率（LYM）偏高	148	20.08
9	间接胆红素偏高	144	19.54
10	低密度胆固醇偏高	138	18.72
11	高血压病	136	18.45
12	葡萄糖偏高	126	17.10
13	前列腺增生	124	16.82
14	总胆红素（TB）偏高	109	14.79
15	肝囊肿	96	13.03
16	谷丙转氨酶偏高	91	12.35
17	高密度胆固醇偏高	87	11.80
18	肌酸激酶偏高	86	11.67
19	中性粒细胞比率偏高	82	11.13
20	前列腺钙化斑	79	10.72

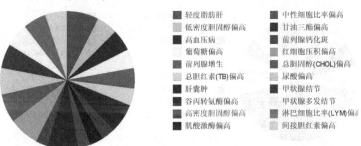

诊断分布图(数量,比例)

■ 轻度脂肪肝　　　　■ 中性细胞比率偏高
低密度胆固醇偏高　　甘油三酯偏高
■ 高血压病　　　　　前列腺钙化斑
葡萄糖偏高　　　　　红细胞压积偏高
■ 前列腺增生　　　　■ 总胆固醇(CHOL)偏高
总胆红素(TB)偏高　　尿酸偏高
■ 肝囊肿　　　　　　甲状腺结节
■ 谷丙转氨酶偏高　　甲状腺多发结节
高密度胆固醇偏高　　淋巴细胞比率(LYM)偏高
■ 肌酸激酶偏高　　　间接胆红素偏高

表 5-5　女性前十种异常情况检出率

序号	阳性发现	检出人数/人	检出率/%
1	总胆固醇（CHOL）偏高	199	26.29
2	甲状腺多发结节	195	25.76
3	淋巴细胞比率（LYM）偏高	171	22.59
4	甲状腺结节	167	22.06
5	高密度胆固醇偏高	161	21.27
6	低密度胆固醇偏高	133	17.57
7	低血压	121	15.98
8	轻度脂肪肝	104	13.74
9	甘油三酯偏高	97	12.81
10	高血压病	97	12.81
11	血小板计数偏高	92	12.15
12	尿酸偏高	88	11.62
13	肝囊肿	77	10.17
14	尿红细胞弱阳性（程度轻）（＋－）	77	10.17
15	红细胞压积偏低	75	9.91
16	间接胆红素偏高	75	9.91
17	甲状腺回声不均，建议甲功检查	72	9.51
18	血红蛋白偏低	70	9.25
19	葡萄糖偏高	67	8.85
20	中性粒细胞比率偏高	57	7.53

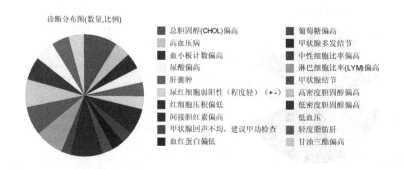

诊断分布图(数量,比例)

■ 总胆固醇(CHOL)偏高　　■ 葡萄糖偏高
　 高血压病　　　　　　　 ■ 甲状腺多发结节
■ 血小板计数偏高　　　　 　 中性细胞比率偏高
　 尿酸偏高　　　　　　　 ■ 淋巴细胞比率(LYM)偏高
■ 肝囊肿　　　　　　　　 ■ 甲状腺结节
　 尿红细胞弱阳性（程度轻）（+-）　 高密度胆固醇偏高
■ 红细胞压积偏低　　　　 ■ 低密度胆固醇偏高
■ 间接胆红素偏高　　　　 　 低血压
■ 甲状腺回声不均，建议甲功检查　 轻度脂肪肝
■ 血红蛋白偏低　　　　　 　 甘油三酯偏高

（三）健康问题分析及保健建议

表5-6是某单位员工在体检过程中所检出的最常见部分异常情况提供的相关分析与医疗保健建议。

表5-6 员工健康问题分析及医疗保健建议

1	总胆固醇（CHOL）偏高		379
☆ 检出比率			
结果	男性	女性	合计
检出人数/人	180	199	379
总计检查人数/人	737	757	1494
总体检出率/%	24.42%	26.29%	25.37%

性别 年龄阶段	男/人	检出率/%	女/人	检出率/%
<18 岁	0	0	0	0
18~29 岁	0	0	6	0.4
30~39 岁	35	2.34	25	1.67
40~49 岁	50	3.35	34	2.28
50~59 岁	48	3.21	45	3.01
60~69 岁	30	2.01	58	3.88
>=70	17	1.14	31	2.07

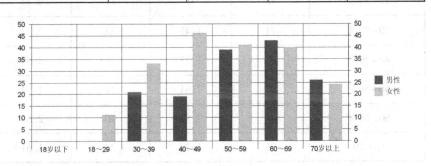

☆ 疾病解释

总胆固醇测定是测定脂类代谢的重要指标之一，持续性总胆固醇增高是动脉粥样硬化的重要因素，糖尿病、甲状腺功能低下、阻塞性黄疸及肾脏综合征时也会有升高。血脂影响因素很多，偶尔一次检查发现总胆固醇轻度增高不一定有临床意义，但如连续多次升高，应引起重视，建议结合其他脂类指标及临床进行综合评估，同时减少脂肪摄入。

☆ 健康建议

（1）可见于动脉粥样硬化，肾病综合征、胆总管阻塞、糖尿病、黏液性水肿等。
（2）低脂、低糖饮食，多进食蔬菜、水果，定期复查。
（3）明显增高，年龄超过 35 岁者，在医师指导下使用降脂药物治疗。

2	甲状腺多发结节	343

☆ 检出比率

结果	男性	女性	合计
检出人数/人	148	195	343
总计检查人数/人	737	757	1494
总体检出率/%	20.08	25.76	22.96

年龄阶段 \ 性别	男/人	检出率/%	女/人	检出率/%
<18 岁	0	0	0	0
18~29 岁	0	0	11	0.74
30~39 岁	21	1.41	33	2.21
40~49 岁	19	1.27	46	3.08
50~59 岁	39	2.61	41	2.74
60~69 岁	43	2.88	40	2.68
>=70	26	1.74	24	1.61

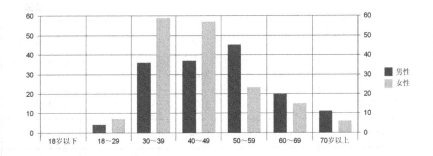

	☆ 疾病解释

甲状腺结节是指在甲状腺内的肿块，可单发可多发。导致甲状腺结节的病因很多，包括甲状腺自身的增生性疾病、炎症、自身免疫性疾病。一般把甲状腺结节分良性及恶性两大类，良性结节占绝大多数，恶性结节不足1%。超声影像学做出诊断后，需进行甲状腺激素水平测定或细胞病理学检查。

☆ 健康建议

请结合临床症状和其他检查到内分泌科或甲状腺外科定期复查。

3	甲状腺结节	320

☆ 检出比率

结果	男性	女性	合计
检出人数/人	153	167	320
总计检查人数/人	737	757	1494
总体检出率/%	20.76	22.06	21.42

性别 年龄阶段	男/人	检出率/%	女/人	检出率/%
<18 岁	0	0	0	0
18~29 岁	4	0.27	7	0.47
30~39 岁	36	2.41	59	3.95

续表

性别 年龄阶段	男/人	检出率/%	女/人	检出率/%
40~49 岁	37	2.48	57	3.82
50~59 岁	45	3.01	23	1.54
60~69 岁	20	1.34	15	1
>=70	11	0.74	6	0.4

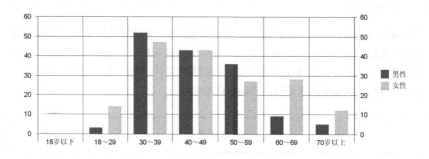

☆ 疾病解释
甲状腺结节是指在甲状腺内的肿块，可单发可多发。导致甲状腺结节的病因很多，包括甲状腺自身的增生性疾病、炎症、自身免疫性疾病。一般把甲状腺结节分良性及恶性两大类，良性结节占绝大多数，恶性结节不足 1%。
☆ 健康建议
1、在超声影像学检查做出诊断后，需进行甲状腺激素水平测定或细胞病理学检查。 2、建议到甲状腺外科或内分泌科进一步检查。

4	淋巴细胞比率（LYM）偏高	319

☆ 检出比率

结果	男性	女性	合计
检出人数/人	148	171	319

续表

结果	男性	女性	合计
总计检查人数/人	737	757	1494
总体检出率/%	20.08	22.59	21.35

年龄阶段 性别	男/人	检出率/%	女/人	检出率/%
<18 岁	0	0%	0	0%
18~29 岁	3	0.2%	14	0.94%
30~39 岁	52	3.48%	47	3.15%
40~49 岁	43	2.88%	43	2.88%
50~59 岁	36	2.41%	27	1.81%
60~69 岁	9	0.6%	28	1.87%
>=70	5	0.33%	12	0.8%

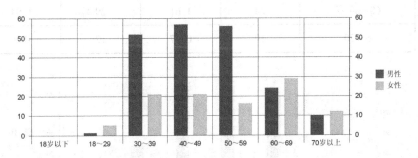

☆ 疾病解释
淋巴细胞是人体的一种免疫细胞。淋巴细胞增高常见于病毒感染、感冒、血液病、结核、某些寄生虫病等。
☆ 健康建议
供临床参考，定期复查。

5	轻度脂肪肝	304

☆ 检出比率			
结果	男性	女性	合计
检出人数	200	104	304
总计检查人数	737	757	1494
总体检出率（%）	27.14%	13.74%	20.35%

性别 年龄阶段	男/人	检出率/%	女/人	检出率/%
<18 岁	0	0	0	0
18~29 岁	1	0.07	5	0.33
30~39 岁	52	3.48	21	1.41
40~49 岁	57	3.82	21	1.41
50~59 岁	56	3.75	16	1.07
60~69 岁	24	1.61	29	1.94
>=70	10	0.67	12	0.8

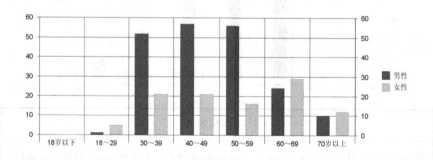

☆ 疾病解释

脂肪肝是由于体内过多的脂肪沉积在肝脏所致。常见于代谢障碍性疾病，如糖尿病、高血脂、肥胖等。亦见于经常饮酒者。脂肪肝不一定影响肝功能，轻者无症状。脂肪肝具有可逆性，大多数经采取低脂饮食、适度运动和限制饮酒而减轻，必要时可药物治疗。建议定期做超声追踪观察。

☆ 健康建议

（1）低脂饮食，少吃动物内脏，多进食蔬菜、水果；
（2）限酒，避免酗酒，超重及肥胖者控制体重；
（3）定期复查超声及血脂；
（4）血脂明显增高者，在医生指导下降脂治疗；
（5）一般积极防治可治愈。

（四）常规疾病统计

表 5-7 是某单位所检出的常规疾病情况的统计分析及相应的医疗保健建议。

表 5-7　员工常规疾病统计分析及医疗保健建议

1	轻度脂肪肝		304
结果	男性	女性	合计
检出人数/人	200	104	304
总计检查人数/人	737	757	1494
总体检出率/%	27.14	13.74	20.35
☆疾病解释			
脂肪肝是由于体内过多的脂肪沉积在肝脏所致。常见于代谢障碍性疾病，如糖尿病、高血脂、肥胖等。亦见于经常饮酒者。脂肪肝不一定影响肝功能，轻者无症状。脂肪肝具有可逆性，大多数经采取低脂饮食、适度运动和限制饮酒而减轻，必要时可药物治疗。建议定期做超声追踪观察。			
☆ 健康建议			
（1）低脂饮食，少吃动物内脏，多进食蔬菜、水果；（2）限酒，避免酗酒，超重及肥胖者控制体重；（3）定期复查超声及血脂；（4）血脂明显增高者，在医生指导下降脂治疗；（5）一般积极防治可治愈。			

2	甘油三酯偏高		29
结果	男性	女性	合计
检出人数/人	39	28	67
总计检查人数/人	737	757	1494
总体检出率/%	5.29	3.7	4.48
☆ 疾病解释			
这是胆囊壁突向腔内的隆起物，多呈圆形或半球形，可单发或多发。			
☆ 健康建议			
平时少食高胆固醇食物，如肥肉、动物内脏、骨髓等，因为，胆固醇与胆囊息肉的形成有关。如息肉小于1cm时建议每半年做一次胆囊超声检查，大1cm时建议手术治疗。			
4	中度脂肪肝		64
结果	男性	女性	合计
检出人数/人	47	17	64
总计检查人数/人	737	757	1494
总体检出率/%	6.38	2.25	4.28
☆ 疾病解释			
脂肪肝是由于体内过多的脂肪沉积在肝脏所致。常见于代谢障碍性疾病，如糖尿病、高血脂、肥胖等。亦见于经常饮酒者。脂肪肝不一定影响肝功能，轻者无症状。脂肪肝具有可逆性，大多数经采取低脂饮食、适度运动和限制饮酒而减轻，必要时可药物治疗。建议定期做超声追踪观察。			
☆ 健康建议			
(1) 低脂饮食，少吃动物内脏，多进食蔬菜、水果； (2) 限酒，避免酗酒，超重及肥胖者控制体重； (3) 定期复查超声及血脂； (4) 在消化内科的医生指导下积极治疗； (5) 积极治疗后大多数可转复，避免进一步加重。			

5	轻中度脂肪肝		15

☆ 检出比率			
结果	男性	女性	合计
检出人数/人	11	4	15
总计检查人数/人	737	757	1494
总体检出率/%	1.49	0.53	1

☆ 疾病解释
脂肪肝是由于体内过多的脂肪沉积在肝脏所致。常见于代谢障碍性疾病，如糖尿病、高血脂、肥胖等。亦见于经常饮酒者。脂肪肝不一定影响肝功能，轻者无症状。脂肪肝具有可逆性，大多数经采取低脂饮食、适度运动和限制饮酒而减轻，必要时可药物治疗。

☆ 健康建议
(1) 低脂饮食，少吃动物内脏，多进食蔬菜、水果； (2) 限酒，避免酗酒，超重及肥胖者控制体重； (3) 定期复查超声及血脂。

（五）乙肝情况统计

表5-8是某单位所检出的乙肝情况的统计分析及相应的医疗保健建议。

表5-8　员工乙肝情况统计分析及医疗保健建议

1	乙肝表面抗体弱阳性		5

☆ 检出比率			
结果	男性	女性	合计
检出人数/人	3	2	5
总计检查人数/人	737	757	1494
总体检出率/%	0.41	0.26	0.33

☆ 疾病解释
☆ 健康建议
注射乙肝疫苗加强针。

第二节　现代高校常见疾病及症状

上一节对现代高校的健康教育做出了一番探讨。下面主要围绕现代高校常见疾病及症状展开具体论述。

现代高校常见疾病有许多，这里主要探讨心理疾病。大学生的心理问题若得不到有效解决，进一步发展下去，便可能演变为心理疾病以至精神障碍。21 世纪以来，全球精神障碍患病人数快速增长，中国卫生计生委 2015 年 10 月披露的最新数据显示，截至 2014 年 12 月底，我国各类精神疾病患者占总人口的 15% 左右，其中登记在册的严重精神障碍患者 429.7 万例。目前，心理疾病已成为大学生的常见疾病之一，了解其发生原因、症状表现和预防方法是很有必要的。

一、神经症

神经症是一组大脑功能活动轻度失调的精神障碍的总称，也是心理卫生门诊中最常见的疾病之一，又称神经官能症。多数患者在生病前就有敏感、易紧张、胆怯、过分谨慎、生活习惯呆板等不良个性特征，在此基础上，若遭遇持久的精神紧张与压力便容易发病。

（一）神经症的类型

经过长期的研究与分析，我们对神经症的类型做出了总结，主要归纳为以下几种。

1. 焦虑症

焦虑症以广泛持续的焦虑或反复发作的惊恐不安为特征，主要分为以下两种。

（1）广泛性焦虑症。在没有明显诱因的情况下，经常感到无明确对象和固定内容的过分担心、焦急不安、紧张害怕，由此整天心烦意乱、忧心忡忡。一般病程持续在 6 个月以上。

（2）急性焦虑症。突然无缘无故地出现强烈的恐惧感，并伴有心悸、出汗、大小便紧迫等躯体症状。一般历时 5～20 分钟后自行缓解，但不久又会出现。通常一月内至少发作 3 次。焦虑症在发病期间对患者的学习、工作和生活会造成严重干扰。

2. 恐惧症

恐惧症以对某种特殊物体或情境产生异常强烈的恐惧反应为特征。患者明知这种恐惧没必要，但无法克制。常见类型有以下三种：

（1）场所恐惧。如对高处、广场、闭室、黑暗和拥挤场所产生恐惧。

（2）社交恐惧。如不敢与人接近，不敢在陌生人面前讲话，害怕出现在公共场合时大家注视自己等。

（3）物体恐惧。如对动物、鲜血、尖锐锋利物品等产生强烈恐惧。部分人患病与以往经历过的挫折和重大精神创伤有关。

3. 强迫症

强迫症以反复出现强迫观念和强迫行为为特征。患者明知这些观念和行为来源于自我，毫无必要，却又无法摆脱，所以十分痛苦。

（1）强迫观念。主要表现在无法摆脱脑子里反复出现的一些想法，例如出门后怀疑未关好门窗，信寄出后怀疑写错了地址（强迫怀疑）；反复回忆曾做过的一些无关紧要的事情（强迫回忆）；反复思考香蕉为什么是弯的？（强迫性穷思竭虑）；一看见太阳立即想到月亮，一提起欢乐马上就想到痛苦（强迫联想）。

（2）强迫行为。通常是为了减轻强迫观念引起的焦虑和担心而不由自主采取的一些顺从性行为。如为了消除对是否锁门的怀疑，强迫自己一次次回去检查门锁（强迫检查）；为了消除被细菌或脏物沾染的担心而反复洗手、洗澡、洗衣服（强迫清洗）；走路时强迫自己数台阶、电杆、楼层等（强迫计数）；不厌其烦地反复询问，或要求别人一遍又一遍地给予解释、下保证等。

在日常生活中，许多人都会有一些类似于强迫症的行为，如走出家门不远，忽然想起是否忘了锁门，在回去检查发现已经锁好后便安心出去办事，这是很正常的。只有那些反复回去检查，而且不检查多次就不放心，也知道这样做没必要但还是要做的行为，才属于强迫症。

4. 神经衰弱

在神经症的类型中，除了以上三种以外，还有一种需要在这里进行具体论述，即神经衰弱。

所谓神经衰弱是由于长期的心理冲突、精神创伤以及脑力活动过度紧张等原因，导致精神活动能力减弱的一种神经症。患者以脑力劳动者居多，尤以青年学生常见。其症状特征有以下几点。

（1）睡眠障碍。如入睡困难、睡眠浅、多梦、易惊醒或早醒、醒后感到不解乏、白天无精打采和打瞌睡等。

（2）自主神经功能紊乱。如心悸、胸闷、多汗、尿频等。

（3）精神活动功能下降。脑子迟钝、注意力难以集中、记忆力减退、学习工作效率明显降低等。

（4）肌肉紧张性疼痛。如头痛、头胀、头部紧压感、四肢肌肉酸痛等。病程持续或时轻时重。

（二）神经症的防治

经过长期的研究与分析，我们对神经症的防治做出了总结，主要归纳为以下两个方面。

1. 神经症的预防

神经症的预防可从以下两个方面入手。

（1）加强修养，改变性格上的弱点，学会豁达、开朗、乐观、自信，善于调控情绪，自寻乐趣，自我减压。

（2）合理安排作息时间，劳逸结合，多参加文体活动。

2. 神经症的治疗

神经症应以心理治疗为主，辅以药物及物理治疗，主要从以下几个方面入手。

（1）通过心理治疗与心理咨询，帮助患者减轻精神压力，缓解症状。

（2）纠正不良行为，培养良好情绪。

（3）改变错误认知，理性客观地对待人和事。

（4）正确认识神经症，建立可治愈的信心。

对于症状明显、持续时间长的患者，须配合药物治疗，如抗焦虑药、抗抑郁药、抗强迫药、镇静安神药、催眠药等。当然，还应结合中医和物理疗法，这样便能获得更好的疗效。

二、精神分裂症

精神分裂症是一种以思维、情感及行为的分裂为主要临床表现，以精神活动与周围环境不协调为主要特征的最常见重型精神病，占住院精神病患者的80%以上，在成年人群中终生患病率约1%。临床症状以幻觉、妄想为突出表现，在感知、思维、情感和人格方面均有严重异常。多起病于16~30岁之间，是大学生因病休学的主要原因之一。

（一）精神分裂症的临床表现

1. 早期症状

多数患者起病较隐匿，逐渐出现不守纪律，做事漫不经心，生活懒散凌乱，对人冷淡，寡言少语，爱钻牛角尖，发脾气，有时闭门不出，整天沉浸在冥思苦想之中，学习成绩或工作表现明显退步等。

需指出，本病早期阶段多长达数月至数年，症状很不固定且时隐时现，由此易被忽视或误为性格、思想问题等。据统计，不少患者都是在历经几年，当病情发展明显甚至严重阶段时才被送到精神卫生门诊就诊，贻误了最佳治疗时机。因此患者家属及身边人要注意识别，以便及早就诊。

2. 发展期症状

进入这一阶段，精神分裂症的特征性症状明显显露出来，主要表现如下。

（1）思维障碍。是本病的核心症状，多表现为思维联想四分五裂或思维内容荒谬离奇。患者在意识清醒的情况下，出现脱离实际的言语，其内容令人不能理解。书写词不达意，回答问题不切题，严重时语言支离破碎。多有妄想，常见为被害妄想、关系妄想、罪恶妄想、夸大妄想、钟情妄想以及被控制感、被洞悉感等。例如，坚信自己被迫害或被某一异性所爱；认为自己聪明过人，是天才，创造的成果可以改变人类命运；自己犯了严重错误，罪大恶极；自己内心所思所想全被别人探知……

（2）感知觉障碍。其突出症状为幻觉，即虚幻的感知觉体验，包括幻听、幻视、幻嗅、幻触等。颇有诊断价值的是出现命令性幻听、评论性幻听，病人受幻觉内容支配，表现为与幻听人物对话或沉醉于幻听中发笑、自言自语。还常有打人、毁物、逃跑、躲避等怪异行为以及思维鸣响（能听到自己所思考的内容）。

（3）情感障碍。情感迟钝淡漠，如表情呆板，对外界兴趣减退，疏远同学亲友，凡事漠不关心等；情感倒错，如听到悲伤事情狂笑，听到高兴的事却痛苦流泪；情绪多变，喜怒无常。

（4）意志行为异常。从早期的迟到早退逐渐发展到逃学旷工，行为退缩，丧失进取心。生活懒脏乱，行为怪异离奇。如吃肥皂、喝污水等。动作粗暴，待人无理，常常对亲人无故谩骂。

（5）自知力缺损。自知力是对自己精神及身体状态是否健康的判断能力。大多数精神分裂症患者在发病期间是没有自知力的，不认为自己患了病和行为异常，由此而拒绝就医。

以上是本病的主要症状，但在每个患者身上通常只具备其中一部分。

（二）精神分裂症的防治

1. 精神分裂症的预防

精神分裂症的预防，主要从以下几个方面入手。

（1）重点在于早发现、早治疗和预防复发。社区建立精神病防治机构，向大众进行心理健康教育，普及精神疾病的基本知识，以利于早期发现病人和及时诊治；恢复期患者要遵医嘱坚持长期维持服药量，这是预防复发的最有效措施。

（2）因发病与遗传关系密切，从优生优育考虑，建议患者最好不生育。

（3）日常生活中保持良好心态，增强处理应急事件的能力，理智应对挫折。

（4）对于有性格缺陷的大学生，应多加关心、交谈、开导，对所遇到困难及时给予帮助，鼓励积极参加集体活动、社会实践活动等。

（5）各种心理疾病的诊断均有较严格的标准，大学生在日常生活中，不能因为某些症状的相似而随便"对号入座"，给自己或他人贴上"神经症""精神病"的标签，造成恐慌；但另一方面，如果真的患了心理疾病，也无须忌讳，只要及时治疗，多数人是能够好转甚至痊愈的。

2. 精神分裂症的治疗

精神分裂症的治疗，主要从以下几个方面入手。

（1）服用抗精神病药物。这是治疗本病的首选措施，也是最主要的方法。尽管目前对多数精神分裂症患者尚不能治愈，但通过服药能有效控制症状，缓解病情。常用氯丙嗪、利培酮、奥氮平、喹硫平、舒必利等，用至病情完全缓解后逐渐减量，继续维持服用较长一段时间，以巩固疗效，预防复发。注意抗精神病药物一定要在专科医生的指导下使用。

（2）心理治疗与社会功能康复。此为恢复期患者治疗的重要方面。通过心理治疗，学会如何辨别和纠正自己错误的认知，改善不良情绪及行为；感受他人的温暖，增强战胜疾病的信心。通过社会功能康复训练，学会与人交往，自我照料，参加文体及其他社会活动，从事力所能及的工作等，这样一来便能够正常生活。

三、情感性障碍

所谓情感性障碍就是一组以情感高涨或低落为基本特征的心理疾病，具有反复发作、自行缓解的倾向。

（一）情感性障碍的类型

经过长期的研究与分析，我们对情感性障碍的类型做出了总结，主要归纳为以下三个方面。

1. 抑郁症

情绪低落，兴趣缺乏，乐趣丧失，是抑郁症的主要症状。患者整天无端苦闷，压抑悲观，离群索居，对周围事物和以前喜爱的各种活动均没有兴趣，也不能从生活中体验到乐趣。自感一切都不如别人，常有无用、无望、无助和无价值等感觉。悲观思想及自责情绪可导致绝望念头产生，逐渐发展成自杀行为。据统计，抑郁症的自杀率约15%，而出现自杀想法及自杀行为者高达60%~70%，其自杀的危险性是普通人群的30倍。不少典型病人情绪低落有晨重夜轻规律，即凌晨4~5点是一天中最低潮的时段，自杀观念最强烈。

需要注意的是，在抑郁症发作期间，患者往往伴有焦虑、注意力和记忆力下降、思维缓慢，少数病人有妄想、幻觉、自知力缺损（否认自己有病而拒医）等；不少患者还有失眠或早醒、食欲减退、没有精力、头痛或全身疼痛、周身不适等症状，会误以为自己得了躯体疾病。

2. 躁狂症

躁狂症的典型症状为情绪高涨、思维奔逸、意志活动增强，症状至少持续一周，具体如下：

（1）情绪高涨。精力旺盛，不知疲倦，整天兴高采烈，对周围的一切称心如意。少数病人情绪容易激怒冲动。

（2）思维奔逸。思维联想加快，浮想联翩，感觉脑子变得特别灵活。说话滔滔不绝，爱高谈阔论。自我感觉良好，喜欢夸大自己。

（3）意志活动增强。话多活动多，喜交往，好管闲事，整天忙碌不停，但做事有始无终。重者因自控制能力下降而举止鲁莽粗野，有攻击和破坏行为。

3. 躁郁症

躁郁症是躁狂抑郁症的简称，临床表现为躁狂症与抑郁症的症状交替出现甚至混合出现。具有反复发作倾向，每次发作多持续 3~6 个月不等。一般在两次发作之间的间歇期，患者表现正常。

（二）情感性障碍的防治

1. 情感性障碍的预防

（1）优生、优育、优教，自幼培养良好的情绪情感。

（2）认识现实，正视逆境，主动适应学校生活与社会环境。

（3）积极参加社会实践活动，锻炼自己，增强意志，提高抗压和耐受挫折的能力。

（4）多参加文体活动和做力所能及的事情，增加爱好，愉快身心，充实自我。

（5）生活规律，保证睡眠，在紧张的学习和工作中要学会放松自己，自我减压。

（6）扩大人际交往，多与人沟通，遇到不开心的事要向家人、同学、朋友等倾诉。

（7）在出现情绪低落或异常高涨时，应及时就医。

2. 情感性障碍的治疗

（1）药物治疗。药物治疗是对本病的主要治疗措施，主要通过以下两种方式。

1）心境稳定剂。治疗躁狂症和躁郁症，前者首选碳酸锂，后者多采取碳酸锂与丙戊酸钠或与卡马西平联合服用。

2）抗抑郁药。治疗抑郁症，常用的有氟西汀、帕罗西汀、舍曲林、文拉法辛、西酞普兰等。

3）为了巩固疗效、预防复发，并维持良好社会功能，在症状消失后应维持用药一段时间。躁郁症由于几乎终身以循环方式反复发作,多数患者需要相当长的一段时间乃至终身维持服药。

(2)心理治疗。适于恢复期患者,一般作为症状控制后的巩固和维持治疗。对于轻中度抑郁症病人,也可以在急性期与药物治疗同时进行。方法多采用支持性心理疗法、询者中心疗法、认知疗法、心理健康教育。家人和老师同学的关心支持对患者康复也十分重要。

(3)无抽搐电休克治疗。无抽搐电休克治疗(MECT)是用短暂适量的电流作用于大脑,以调整和改变脑内神经递质功能活动,达到快速控制精神症状的一种重要治疗方法。抑郁症患者在出现强烈自杀倾向、拒食或木僵状态,对生命构成严重威胁时,MECT 常为首选的治疗手段。该疗法也适用于有极度兴奋躁动、严重冲动伤人毁物行为的急性躁狂症和精神分裂症患者。

四、高校教工心理健康保健

随着社会化教育事业的发展和高校教育改革的不断深化,高等学校教师要面对诸多新的压力和冲突,心理健康状况不容乐观,因心理因素而导致的健康问题日益严重。

(一)高校教工常见的心理健康问题

当前高等教育体制不断优化,高等教育改革不断深入。教职工不仅要应付自身的各种发展,变化过程中的新问题,而且还要应对外界环境的种种挑战;随着社会进步,人们的生活节奏越来越快,在生活中要面对各种各样的压力。但人的主观心理状态常常不能做出最恰当的反应,可又无法回避这种心理压力,于是教师的心理就会失去应有的平衡,出现各种各样的心理问题。

(1)在认识过程中表现出来的问题。认识过程是指感觉、知觉、记忆、思维等,在这方面教师表现出来的心理问题表现为对事物过分敏感、思维反应迟钝、记忆减退、健忘、注意力不集中,严重会出现幻觉错误和思维障碍等。

(2)在情感方面表现出来的心理问题。教师在情感方面表现出来的主要心理问题有:经常出现莫名的焦虑,情绪不稳定容易发怒,内心脆弱心理承受能力低,伴有恐惧和矛盾心理等。

(3)在个性方面表现出来的心理问题。个性包括需要、动机、兴趣、信念、世界观、自我意识、气质、性格、能力等。教师在个性方面表现出来的心理问题有：消极的世界观、无生活目标、缺乏个人兴趣、行为偏向、自我意识差、固执、忧郁、暴躁、狂妄、因循守旧、反应迟钝、应变能力差、缺乏教育方法等。

（4）人际关系方面表现出来的心理问题。人际关系是人与人在交往和相互作用中形成的直接的心理关系，教师在人际关系方面表现出来的心理问题有：害羞、孤僻、自卑、孤独、封闭、同事关系紧张、与领导抵触、师生关系疏远。

（5）教师对职业方面表现出来的心理问题。现在的教师尤其是青年教师专业思想不稳固，厌恶本职工作，把教师职业当作权宜之计，无心理准备，缺乏进取精神，无计划性，无教育责任感，缺乏应有的教育习惯和情绪等。

（二）心理健康问题的对策

（1）放松训练。这是降低教师心理压力的最常用方法，它既指一种心理治疗技术，也包括通过各种身体的锻炼、户外活动、培养业余爱好、自我管理等缓解紧张的神经，使身心得到调节。时间管理技巧可使生活、工作更有效率，避免过度负荷，具体包括对时间进行组织和预算、将目标按优先次序进行区分、限定目标、建立一个现实可行的时间表、每天留出一定的时间给自己等。

（2）自我管理、重建认知策略。包括对自己、对压力源的认识和态度做出心理调整，如学会避免某些自挫性的认知，经常进行自我表扬；学会制订现实可行的、具有灵活性的工作目标并为取得的部分成功表扬自己。

（3）反思。这也是一个应对压力、促进教师心理健康的有效方法。它指通过对教学经验的反思来提高教学能力，调整自己的情绪和教学行为，从而促进教师心理健康的过程。这种反思不仅仅指简单的反省，还指一种思考教育问题的方式，要求教师做出理性选择，并对这些选择承担责任的能力。波斯纳曾提出教师成长的公式，成长＝经验+反思。如果一个教师仅满足于获得经验而不对经验进行深入的反思，那么，他将永远停留在新手型教师的水平。反思的倾向是心理健康水平较高的专家型教师的核心。具体地说，反思训练包括每天记录自己在教学科研工作中获得的经验、心得，并与资深指导教师共同分析与专家型教师相互观摩彼此的工作，随后与对方交换看法，对教学科研中遇到的问题进行调查研究等。

（4）健康的生活方式。包括合理的饮食结构、作息有规律、健康的休闲方式、运动、锻炼、培育其他兴趣爱好、宣泄、倾诉。当压力过大时，懂得寻求专业人员帮助。

第三节　现代高校日常生活卫生

本节主要围绕现代高校日常生活卫生展开具体论述，内容包括用眼卫生、睡眠卫生。

一、用眼卫生

眼为人体的视觉器官，用以接收外来的光信号，然后借助视神经的传导，将光的冲动传送到脑中枢而引起视觉。它主要是由三部分组成，即眼球、神经通道及眼的附属器官。眼睛是人体的重要器官。用眼过度，如长时间的看书、写字、使用电脑、看电视等，都会不同程度地影响视力或者可能引起各种眼疾，有的还会导致全身性疾病。这就需要我们养成良好的用眼卫生习惯。

通常，裸眼视力低于5.0的被称为视力低下或视力不良。近视是平行光进入眼内后在视网膜之前形成焦点，外界物体在视网膜不能形成清晰的影像，主观感觉看远模糊，看近还清楚。各种屈光不正（近视、远视、散光）、弱视和其他眼病均可造成视力低下。学生中发生的视力低下大部分是近视性的。近视可用凹透镜来矫正。

（一）近视的病因

近视眼的得病原因主要是因为眼对光的屈折力与眼轴长度不相适应。其主要有以下两种情况：

①屈折性近视，眼轴长度正常而晶状体屈折力过强；

②轴性近视，晶状体屈折力虽正常但眼轴长度过长。

近视眼发生的原因及影响因素概括起来主要有以下三种。

（1）后天环境因素。如视近工作强度和时间、视近工作姿势、视近工作环境及生活环境等。大量调查资料表明，在学生人群中，视近工作时间越长、强度越大，视力低下率和近视率越高。视力低下率随学习阶段的上升而增加。重点学校学生视力低下率高于非重点学校学生，同年龄段在较高年级学习的学生近视率高于在较低年级学习的学生。

（2）先天及遗传因素。调查表明，学生近视眼的形成与其父母或兄弟姐妹有无近视息息相关。近视眼的种族影响因素也很明显。在美国，德国人后裔的近视率比爱尔兰人后裔的近视率高4倍；犹太人不论居住在何处，他们的近视率都比非犹太人高；黑人的近视率较低。这些不同种族之间近视率的差异，在一定程度上反映了遗传因素的作用，但同时也不能忽视环境因素的影响。

（3）体质、营养和健康因素。有些人认为体质、营养和健康状况在一定程度上可以影响近视眼的发生发展或成为诱发近视的原因。还有人认为处于青春期生长突增的少年，在学习负担过重和不良学习环境影响下容易发生近视。日本学者石原忍通过征兵体检发现，近视者多为"肌骨薄弱"的青年。另有学者指出，学生近视眼多见于患麻疹、猩红热等之后，原因可能是传染病使儿童机体（包括巩膜）变弱。另有研究指出，早产儿和低体重出生儿与近视的发生有关，原因是他们体质、营养差，眼球壁发育不良、韧性不足，以致眼轴容易变长。

（二）近视的治疗

以预防为主，防治结合，多方法综合治疗，是近视治疗的主要原则。

1. 远眺法和雾视法

（1）远眺法。在课间休息时双眼尽量往远处看，每日两次，每次 10~15min。

（2）雾视法。又分为远雾视法和近雾视法。远雾视法是在眼前戴一副+2.50D~+3.0D 的凸透镜（老花镜），望远 30 min 至 1h，每日 1~2 次。近雾视法是在读书写字近距离学习时，戴一副+1.0D~+1.50D 凸透镜，以在 30cm 能看清书本、不感头晕或字体不模糊为标准。

2. 配镜治疗

对于矫正视力而言，配戴眼镜十分有效。眼镜有普通眼镜与角膜接触镜之分。戴普通眼镜应注意镜片的质量。验光及眼镜制作准确是获得良好视力的关键。因此应选择具有一定规模的医院或专业眼镜店以及正规厂家生产的高品质镜片。角膜接触镜就是通常说的隐形眼镜，有矫正屈光度的效果，但选择角膜接触镜，应在眼科医师的指导下进行，以免产生不良的作用，加重视力的损害。选配准确、合适的眼镜，远用视力应能达到 1.0。注意定期检查视力，眼镜度数不足时应及时更换镜片。

目前，使用角膜塑形隐形眼镜（简称 OK 镜）来治疗近视很流行。它与平时所说的隐形眼镜不同，它是一种用硬性高透氧、高透光特种航天材料制成的角膜接触镜，通过改变角膜的弯曲度重新塑造角膜的弧度，降低近视和散光，从而提高视力或达到正常视力。OK 镜适宜治疗轻、中度近视或伴散光。对于青少年近视，由于其眼球尚处在发育期，对塑形作用特别敏感，所以使用角膜塑形隐形眼镜效果较理想。

3. 药物治疗

一般使用眼药水，通过麻痹睫状肌、瞳孔括约肌从而使晶状体的弯度变大，瞳孔同时也放大，防止近视的发展。药物治疗真性近视的效果往往不是很理想，而且需要在医生指导下用药。常用的有阿托品眼药水等。

4. 手术治疗

手术治疗的方式较多，如准分子激光角膜切削术（PRK）、放射状角膜切开术（RK）、角膜原位磨镶术（LASIK）等。

（三）近视的预防

近视的预防主要从以下几个方面着手进行。

1. 合理安排作息时间

通过教学改革，减轻学习负担，保证学生有足够的休息、睡眠和课外活动时间，以利于眼睛得到充分的休息。体育运动不仅可以增强体质，对保护视力、预防近视也有积极作用。在加强体育锻炼的同时还要注意合理营养。

2. 注意阅读、书写卫生

阅读、书写时，字体距眼越近，所需要眼睛的调节度越大。

（1）为了减少眼的调节紧张状态，应使眼至书本的距离保持在 30~35cm 之间。

（2）阅读时应尽可能使书本的平面与视线成直角，此时，书本上每一个字延伸到眼前所形成的视角最大，字在视网膜上所形成的影像就最清晰。

（3）在平面桌上阅读时，宜把书本上端适当地垫高或使用可调节式阅读架，使书本与桌面形成 30°~40°角。此时只要头略向前倾，便可以使文字在视网膜上形成清晰的影像。

（4）躺着看书时，由于眼不能与书保持合适的距离，加上不易保证合适的照明条件，此时眼和全身很容易产生疲劳；走路和坐车看书时，书本与眼的距离不断改变，字体不易看清。同时，由于不断进行调节，眼容易疲劳。

（5）不要在光线过强或过弱的地方阅读和书写，读写持续时间应控制在一定范围内。一般每隔 1h 左右应有短时间的休息，望远或变换活动方式可以消除眼的疲劳。

3. 改善学习环境

学校在每学期开学以前要检查教室的采光、照明情况。教室墙壁要定期粉刷，黑板要定期刷黑，并使其平整无反光。教室课桌椅也要做适当调整，使之与学生身材状况相符。

4. 做好眼保健操

眼保健操通过对眼部周围穴位的按摩，使眼内气血通畅，改善神经营养，以达到消除睫状肌紧张或痉挛的目的，是一种行之有效的按摩法。实践证明，眼保健操同用眼卫生相结合，可以控制近视眼的新发病例，起到保护视力、防治近视的作用。眼保健操必须经常操练，做到动作准确，并持之以恒。

5. 定期检查视力

定期检查视力是十分必要的，通过定期的视力检查可以了解每个学生的视力变化情况，早期发现视力开始下降的学生，以便及时采取措施，控制其近视眼的发生与发展。

6. 宣传教育和管理

要利用多种形式，做好视力保护的科学普及和宣传工作，提高教师、学生、学校和社会各方面的认识，培养良好的读写习惯，使学生们自觉地注意用眼卫生。建立定期检修照明设备，定期粉刷墙壁、刷黑黑板的制度，加强用眼卫生教育。30min 至 1h 以后应至少休息 5~10min。不要躺着看电视，眼与电视机的距离最好是 2.5~3m，电视机的画面要有良好的对比度，亮度要适中，室内应保持一定的光照度。看完电视后应做些轻松的全身活动或做眼保健操以缓解身体和眼的紧张状态。

7. 讲究优生

为避免近视的遗传作用，要讲究优生，男女双方均为高度近视者应尽量避免婚配。

二、睡眠卫生

（一）睡眠的作用

人类大概有 1/3 的时间是在睡眠中度过。充足的睡眠使人精力充沛、头脑清醒，学习与工作更有效率。日本学者发现，人脑中有一种叫"尿核甙"的物质刺激人的睡眠。人们精神抖擞地工作、学习或游戏时，尿核甙在人体"脑干"的视丘脑下部悄悄地堆积，当积聚到一定程度时，人便产生了睡眠的要求。睡眠与人体的智力的发展有着密切联系。据法国一所防治研究中心统计，学生的学习成绩明显与其睡眠的习惯有关。经常睡眠不足者的成绩较那些每晚睡觉不少于 8h 者明显落后。

相关研究表明，睡眠太多也不一定是好事。专家们 1960 年开始进行了一项调查，对 40~80 岁的男女发出了 80 万份调查表。结果表明，其中每晚睡眠 10h 的与仅睡 7h 的相比，前者患心脏病死亡的比例高出一倍。专家们认为，这可能是因为睡眠时血液循环缓慢，会增加心脏或脑内代谢废物的沉积。

由此可见，睡眠是机体的本能和生理需要，盲目地限制或增加睡眠时间，对身体都是不利的。物极必反，贵在适度。睡眠时间长短当以个人实际需要为度。另外，对于年轻人来说，可以通过体育锻炼、减少体能消耗、提高睡眠质量等途径缩短必要睡眠时间。这样做，既不会因为睡眠不足而影响智力发展和学习效率的提高，也不会因为睡眠偏多而影响健康和耗费时间。

（二）睡眠卫生的注意事项

与饮食一样，不讲睡眠卫生同样也会影响人的健康。睡眠卫生要注意以下五个方面的内容。

（1）按时作息。神经兴奋和抑制具有一定的规律性，每天睡意来临和早上醒来的时间，大体上与前一天对应相同。这是一种"生物钟"现象。依此规律安排睡眠，每天按时就寝，既可以提高睡眠质量，又能够节省许多预睡时间。有些同学不注意睡眠规律，假期、周末通宵上网、熬夜，到了第二天，因为没睡足，上课精神不振，甚至逃课。如此周而复始，形成恶性循环，严重影响学习。如果调理不当，还可能导致习惯性失眠或神经衰弱。

（2）切忌蒙头睡觉。住在学校里的集体宿舍为避光、避声或者是冬天怕冷而把头蒙在被子里睡觉，久而久之便养成了蒙头睡觉的坏习惯。蒙头睡觉，由于被窝中的空气不能与外界空气充分交换，往往污浊不堪，时间长了，就会造成人体内二氧化碳沉积，睡醒后仍有疲倦感。

（3）使用适当高度的枕头。因为人体的枕骨与后背之间有一道弯曲的弧线，头与背不在一条直线上，二者大约有一个 $30°$ 的角。人在仰卧时头部要坠到与背同一个水平，与脑直接相连的脊髓部分就要加大弯曲，颈椎、肌肉、神经都因此处于紧张状态，不能很好地休息。另外，因头长在两肩中间，侧卧时如果没有枕支垫，颈部要形成一个折角，才能使头部与床接触，从而产生与无枕仰卧相同的部分机体得不到休息的结果。高枕也并非无忧。枕头过高，可能引起颈椎病。长期使用过高的枕头，颈部被固定在前屈位，天长日久，颈部的骨骼会出现形态上的变化。由于位置不当，影响血液流向大脑，引起脑缺氧，睡醒后产生头晕、头痛，颈、肩、臀和手指酸麻等症状。睡觉时俯卧则压迫胸腔，导致呼吸困难。

（4）夏天注意通风散热，冬天注意保暖。居室或床太热，会使睡眠时体温偏高，体内酶活性增强，新陈代谢加剧，内能消耗增大，导致每天的必要睡眠时间加长。居室太冷，肌肉和皮肤都处于一种紧张状态，人的睡眠浅，易醒，不解乏。

（5）切忌卧床闭目思考。有的同学习惯晚上躺在床上想白天没有想通的事，结果往往是问题想通了，而睡意也全无了。

第四节　现代高校饮食卫生

毋庸置疑，合理的营养能促进生长发育、增进健康、增强免疫功能、预防疾病、提高工作效率和运动能力。营养失调，包括人体正常所需的营养摄入不足或过剩，将影响人体正常生长发育，使机体免疫力下降，易患各种疾病。因此，应充分发挥营养的保健作用，给人体提供符合卫生要求的平衡膳食，使膳食的质和量都能适应人们的生理、生活、劳动以及其他一切活动的需要。

一、平衡膳食与合理营养

（一）平衡膳食的概念及要求

平衡膳食由多种食物构成，它提供足够数量的热能和各种营养素，且营养素的种类、数量、比例与机体需求一致，因而它既能满足人体生长发育、生活、劳动的需要，又能避免各种营养过剩所致疾病的发生。

平衡膳食的基本要求具体如下。

（1）能供给足够的热能来满足生活、劳动、锻炼的需要。

（2）能供给充足的优质蛋白质，以满足生长发育、组织修补和更新的需要。

（3）能供给各种无机盐，用以构成身体组织和调节生理功能。

（4）能供给充足的维生素，用来调节生理功能、维持正常代谢、增进机体健康。

（5）能供给适量的纤维素，用以维持正常的排泄及预防某些疾病。

（6）各种营养素之间的比例适当，以便充分发挥各种营养素的效能。

（二）平衡膳食的注意事项

1. 各种营养素合理搭配

糖、蛋白质、脂肪在体内经代谢后产生供给人体的热量。但每个人的生理功能不同，不能一概而论。成人蛋白质、脂肪、碳水化合物在质量上的适宜比例为 $1:0.8:7.5$，脂肪按饱和脂酸、单不饱和脂酸、多不饱和脂酸各 1/3，即 $1:1:1$ 比例供应，氮、钙、磷比例以 $12:0.66:1$ 为宜。其他营养素，如维生素之间也应保持平衡，过量摄取一种维生素可造成其他维生素的缺乏。食物的种类繁多，组成我们一天膳食的主要食物可分为粮豆类、瓜菜类、肉蛋奶类、水果类及水产品类。

2. 热量保持平衡

补充热量时要根据食物的发热量和人体体能消耗情况而定。过多的热量将引起体脂增多，身体发胖。

3. 酸碱食物的合理搭配

人的体液必须保持合适的酸碱度才能维持正常的生命活动。医学上用体液氢离子的浓度来表示酸碱度。血液的酸碱度维持在 $7.35 \sim 7.45$ 之间。食物中的矿物质对酸碱平衡的影响较大。矿物质中非金属元素如氯、硫、磷在体内可形成酸性元素，金属元素如钾、钠、钙、镁等可形成碱性元素。可见，食物中所含的化学元素决定了食物的酸碱性。在这里需要指出的是，食物的酸性或酸味与酸性食物是不同的两个概念，如西红柿吃起来很酸，但它却是一种碱性食物；鸡蛋的酸碱度显示为碱性，但它却是酸性食物。这是因为酸性或酸味是一个物理化学概念，这个概念指食物经过消化吸收、新陈代谢最终形成的酸性或碱性的环境。营养学上是以每 100 g 食物代谢后所释放的氢离子的数量作为酸度指标，以每 100 g 食物代谢后所接受的氢离子的数量作为碱度指标。食物中，大米、白面、肉类、蛋类等都是酸性食物，蔬菜、水果等则是碱性食物。可见，合理搭配营养素是维持酸碱平衡的一个重要方法。

4. 根据食物的性味择食

我国医学讲究"医食同源""药食同行"，将人的体质分为寒热虚实诸型，食物也赋予温热寒冻之性。凡体质偏寒者，忌食寒凉之物，宜食温热之品。

5. 根据四季气候择食

人体热量的消耗，与春、夏、秋、冬四季气候也有很大关系。夏季气候炎热，人体出汗较多，水和盐分丢失较多，这时应吃一些清淡的、含水分较多的食物，如瓜果、蔬菜等；做菜可稍咸些，以补充水分、盐分的丢失。冬季气候寒冷，则可多吃蛋白质、脂肪类高热量的食物。

实际上，最佳的食物应看其是否符合人体需要，是否为平衡饮食。专家们根据我国居民膳食中各类食物所处的地位和比例，设计了一个"平衡膳食宝塔"（图 5-1），以各类食物在日常膳食中的地位和应占的比例：塔的底层为谷类食物，也就是碳水化合物，它是我们热量的主要来源；塔的第 2 层是蔬菜、水果类，它是维生素、矿物质的主要来源；塔的第 3 层即豆类及豆制品与第 4 层即鱼、肉、禽、蛋、奶类是蛋白质的主要来源；塔尖为油脂，是脂肪的主要来源。

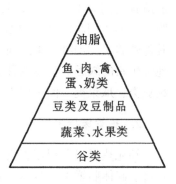

图 5-1 平衡膳食宝塔

二、大学生合理的膳食与营养

合理的膳食，是健康的第一大基石，对于正处在青春期，尤其是求学中的学生来说，有了健康的身体，才能更好地胜任学习重担。

食物类别多种多样，每类食物所含营养素却不相同。怎样才能达到合理的膳食标准呢？现代医学发现，人体如果缺乏某些食物成分，亦会产生疾病，而通过食物的全面搭配或有针对性地食用含有某些营养素的食物，不仅具有营养保健的作用，而且能够预防或治疗某些疾病。因此，合理的膳食是指食物种类齐全、多样化，数量比例适合，不至于造成某些营养素摄入不足或过多。为了让人们科学合理的膳食，营养学家总结了十个字：
"一、二、三、四、五、红、黄、绿、白、黑。"

"一"是指每天喝一杯牛奶，是有很大好处的。牛奶在许多国家被视为"白色的血液"。著名营养学家于若木在参加国际牛奶日咨询时告诉母亲们一句话："牛奶是最接近人体需要的天然食品，是人类最好的朋友。"据测定，每 500 mL 牛奶中含有蛋白质 16.5 g、脂肪 17.5 g、糖 22.5 g、钙 600 mg、维生素 A 200 IU、维生素 D 10 IU，能满足人体每天所需动物蛋白的 50%、热能的 30%、钙的 50%。

"二"是指每天摄入 250~350 g 碳水化合物，相当于每天吃 300~400 g 主食。

"三"是指每天三份高蛋白，包括 100 g 瘦肉或 1 个鸡蛋或者 100 g 豆腐或者 100 g 鱼虾或者 100 g 鸡肉或 100 g 鸭肉或者 25 g 黄豆。动物蛋白中鱼类蛋白最好，植物蛋白中黄豆最好。

"四"是指"有粗有细、不甜不咸、三四五顿、七八分饱"。现代人食物多以精细米、面为主食，实际上其与棒子面、红薯这些粗粮搭配在一起才最有营养。进食不要过甜或过咸，如食盐过多易致组织水肿，增加动脉血管张力，血压升高，因此每人每日食盐量以 6 g 为宜。三四五顿是指每天吃的餐数，绝对不能不吃早餐。七八分饱是指每顿饭一定只吃七八分饱，即低热量膳食，这是古今中外最有效的延年益寿的方法之一。

"五"是指每天 500 g 新鲜蔬菜和水果，这是预防癌症的最好办法之一。

"红"是指一天 1~2 个西红柿，除补充维生素外，对男性来讲还可使前列腺癌的发病率减少 45%。对喜欢饮酒的人来说，每天可饮少量的红、白葡萄酒和米酒（每天 10~100 mL）。对情绪低落者，可吃点红辣椒，刺激体内不断释放内啡呔，使人感到轻松兴奋，以改善情绪。

"黄"是指红、黄色蔬菜，如胡萝卜、西瓜、红薯、老玉米、南瓜、红辣椒等，这类蔬菜中含有丰富的维生素 A。补充维生素 A 可使人增强抵抗力，减少视网膜病变的发生。

"绿"是指绿茶，其中含有多种抗氧自由基的物质，能减少肿瘤的发生，防止动脉硬化。

"白"是指燕麦粉、燕麦片。燕麦具有降血脂、减肥的作用，还能通大便。

"黑"是指黑、白木耳，它们具有降低血黏度和胆固醇的作用，每天可用 5~10g，做汤做菜均可。

另外，考试时的饮食安排与上述内容有所不同。经研究证明，在高级神经活动紧张的条件下，碳水化合物、脂类、维生素 A、维生素 B 族和维生素 C 的代谢过程加强，但热能消耗不增加或稍微增加。因此，考试期间，应增加水果、蔬菜、动物性食品和黄豆食品的摄入，补充足够的蛋白质、维生素和铁，减少食用纯糖和纯脂性食物。

三、大学生的饮食卫生

实际上，食物在生产、收获、运输、储藏、加工、烹饪等多个环节上，稍有不慎就会受到细菌、霉菌及寄生虫卵的污染。因此，大学生应做到以下几点：

（1）饭前洗手，最好用肥皂在流动的自来水下清洗。

（2）注意进餐环境。

（3）采取分餐制或用公碗、公筷。

（4）不吃霉变、不洁食物。

（5）不吃生鱼嫩肉。

（6）不吃河豚、生鱼胆及动物的淋巴结、甲状腺。

（7）不吃分辨不清来路的野生动物。

（8）不吃未腌透的咸菜和"胖听"的罐头。

（9）不吃过冷过烫的食物。

（10）少饮或不饮酒、不抽烟。

（11）咳嗽、喷嚏时要遮口鼻。

（12）定时定量进餐。

（13）定时消毒餐具。

第五节　现代高校传染性疾病防控

一、流行性感冒

流行性感冒简称流感，是由流感病毒引起的急性呼吸道传染病。冬春季节是其高发期，具有起病急、传播快、常引起大范围流行的特点，临床主要表现为骤起高热、头痛、全身酸痛、乏力及轻微的呼吸道症状。

流感病毒分为甲、乙、丙三型，其中甲型最容易发生变异，是人类流感的主要病原，已引起多次世界大流行。

（一）流行性感冒的传染源与传播途径

（1）传染源。主要是流感病人和隐性感染者。传染期从潜伏期末到发病后1周左右。

（2）传播途径。主要通过呼吸道飞沫传播。病毒污染的茶具、毛巾等也可间接传播。

（3）易感人群。人群普遍易感，由于流感病毒抗原性变异较快，感染后只对同型病毒有免疫力，且免疫维持的时间较短。

（二）流行性感冒的临床表现

潜伏期通常为1~3天。起病多急骤，畏寒或寒战、高热、头痛、肌肉酸痛、乏力等全身症状明显，而咽痛、流涕、咳嗽等呼吸道症状较轻，少数病例可伴有呕吐和腹泻水样便。一般预后良好，发热在3~5天后消退，但乏力可持续2周。婴幼儿、老年人和合并慢性基础疾病者，易于发生肺炎、心肌类等并发症，严重者可因呼吸循环衰竭而死亡。

（三）流行性感冒的防治

1. 流行性感冒的预防

（1）管理传染源。患者早期予以呼吸道隔离，感冒流行时应集体检疫，及时报告疫情。

（2）切断传播途径。流行期间减少外出，暂停集会和集体娱乐活动，到公共场所应戴口罩；不要长时间停留在密闭、空气流通不畅的地方；对公共场所、居室加强通风，教室、学生寝室等可进行空气消毒；病人的餐具、用具及口罩等应煮沸；衣物、文具等曝晒2小时。

（3）保护易感人群。接种流感疫苗是目前预防流感最基本的措施，可显著降低发病率、重型流感的发生率和死亡率，一般在流行季节前1~3个月内接种。在甲型流感流行期间，易感者可服用金刚烷胺或者病毒唑滴鼻，有一定预防效果。

2. 流行性感冒的治疗

按呼吸道隔离1周或隔离至主要症状消失。多饮水，卧床休息，适当补充营养液；高热及头痛、肌痛较重者给予解热止痛药，但儿童忌用阿司匹林等水杨酸类药物退热；早期给予抗病毒药物，如三氮唑核苷（病毒唑）、奥司他韦（达菲）、金刚烷胺及金银花、连翘等中草药；继发细菌感染可采用有效的抗生素。

二、人感染高致病性禽流感

人感染高致病性禽流感，是由禽甲型流感病毒引起的急性传染病。至今发现能直接感染人的禽流感病毒亚型有多种，其中感染高致病性 H_5N_1 亚型和 H_7N_9 亚型的病人病情重、病死率高。此病潜伏期短，传染性强，传播迅速，以冬春季多发。

（一）人感染高致病性禽流感的传染源与传播途径

（1）传染源。患禽流感或携带禽流感病毒的鸡、鸭、鹅等家禽是主要传染源。

（2）人类通过直接接触这些病禽的粪便、羽毛、呼吸道分泌物、血液等，经消化道、呼吸道、破损皮肤和眼结膜等途径受染。人也可以通过被病禽分泌物排泄物污染的空气、水和食物等被感染。例如，病鸡粪便中的禽流感病毒会被风以及来往车辆带走，在空气中传播，养鸡者或过路人一旦吸入即可被感染。

（3）易感人群。人群普遍易感，以儿童发病率较高且病情较重。与受染禽流感的家禽密切接触人员为高危人群。

（二）人感染高致病性禽流感的临床表现

潜伏期较短，通常在 7 天以内。急性起病，高热（体温大多在 39℃ 以上）、咳嗽、咳痰、呼吸困难等，可伴有流涕、鼻塞、咽痛、头痛、肌肉酸痛和全身不适等流感样症状。部分病人可有恶心、腹痛、腹泻稀水样便等消化道症状。

重症患者病情发展迅速，可出现重症肺炎、急性呼吸窘迫综合征、肾功能衰竭、败血症、休克等多种并发症，病死率比较高。

三、病毒性肝炎

病毒性肝炎是由多种肝炎病毒引起的一组以肝脏损害为主的传染病。主要临床表现为乏力、食欲不振、恶心、厌油、肝大及肝功能损害，部分病人出现黄疸。按病原学分类，目前已确定的有甲、乙、丙、丁、戊五型，其中以甲、乙型肝炎最常见。潜伏期：甲型肝炎为2~6周，乙型肝炎为1~6月，丙型肝炎为2周~6月，戊型肝炎为2~9周。本病具有传染性强、传播途径复杂、发病率高、流行面广等特点。这种传染病在我国的发病率很高，防治工作非常严峻。下面，我们主要围绕这种传染病展开具体论述。

（一）病毒性肝炎的传染源与传播途径

1. 传染源

主要是肝炎患者或未发病的"病毒携带者"。包括肝炎患者、隐性感染者和病毒携带者。其中甲型和戊型肝炎的主要传染源是急性期患者和隐性感染者，在发病前2周至起病后1周传染性最强；乙型、丙型和丁型肝炎的主要传染源是慢性期的病人和病毒携带者，传染性的强弱与病毒复制指标有关。

2. 传播途径

（1）甲型、戊型肝炎。主要经粪—口途径传播，病人或带病毒者粪便中排出的病毒通过污染的手、水、苍蝇和食物等经口感染。以日常生活接触为主要传播方式，通常引起发病，若水源被污染或生吃污染的水产品可导致暴发流行。

（2）乙型、丙型、丁型肝炎的传播途径，具体如下：

1）血液传播。感染病毒的血液可通过输血或血制品、集体预防接种、打针输液、牙科手术、针刺等方式传播。因注入微量含病毒血液就可受染，公用剃刀、牙刷、皮肤小伤口以及穿耳、文身、蚊虫叮咬等也可传播。

2）体液传播。乙、丙、丁型肝炎病人的体液和多种分泌物（如血清、唾液、汗液、乳汁、精液、阴道分泌物）中均可含有病毒，故日常生活的密切接触尤其性接触也易于传播，如共用洗漱用品、接吻、性交等，因此乙肝病人的配偶必须接种乙肝疫苗，性交要使用安全套。在学生宿舍里，洗漱用品应注意分开。

3）母婴传播。包括经胎盘、分娩、哺乳、喂养等方式。在我国，40%~50%的乙肝病毒携带者来自于母婴传播，尤其是儿童、青少年中的大、小三阳。

3. 易感人群

人类对各型肝炎病毒普遍易感，甲型肝炎易感者多为学龄儿童，病后免疫力一般可维持终生；乙型肝炎常感染于婴幼儿及青少年阶段，故成人患者已多为慢性肝炎；丙型、戊型肝炎的易感者多为成人；丁型肝炎的易感者多为乙肝表面抗原阳性的人。各型肝炎之间无交叉免疫，可重叠或先后感染。

（二）病毒性肝炎的类型

根据临床表现，可将病毒性肝炎分为急性肝炎、慢性肝炎、重症肝炎、淤胆型肝炎和肝炎肝硬化五种类型。其中甲型、戊型肝炎主要表现为急性肝炎，乙型、丙型和丁型肝炎能转为慢性肝炎并可发展为肝硬化和肝癌。

1. 慢性肝炎

急性肝炎病人迁延不愈，病程超过半年或发病日期不明而有慢性肝炎表现者均可诊断为慢性肝炎。根据病情轻重分为以下三种。

（1）轻度。病情较轻，症状不明显，肝功能指标仅 1~2 项轻度异常。

（2）中度。症状、体征、肝功能指标介于轻度与重度之间。

（3）重度。有明显或持续的肝炎症状，如乏力、食欲差、腹胀、便溏等，伴有肝病面容、肝掌、蜘蛛痣或肝脾肿大。肝功能指标持续异常或有明显波动。

2. 急性肝炎

急性肝炎主要分为两种：急性黄疸型肝炎和急性无黄疸型肝炎，潜伏期为 15~45 天。

（1）急性黄疸型肝炎。病程约 2~3 个月，以甲型肝炎多见。起病较急，有畏寒、发热、乏力、食欲减退、厌油、恶心、呕吐、腹胀、腹泻和尿色变深等症状。约 1 周后出现黄疸，尿色继续加深如浓茶样，巩膜及皮肤黄染，肝脏肿大，肝区叩击痛，肝功能明显异常。持续 2~6 周后患者进入恢复期，表现为黄疸逐渐消退，症状减轻，精神食欲明显好转，肝功能逐渐恢复正常。通常，各项症状、体征和肝功指标完全恢复到正常约需 2~16 周。

（2）急性无黄疸型肝炎。症状较轻，没有黄疸，主要表现为乏力、食欲减退、恶心、腹胀及肝区疼痛等。肝功能轻、中度异常。有的病人无明显症状，仅在普查时发现。多数在 3 个月内恢复，但部分患者病情迁延转为慢性，多见于乙型、丙型肝炎。

3. 重症肝炎

在病毒性肝炎中，重症肝炎（肝衰竭）是最严重的一个类型，病死率高达 70%~80%。

4. 淤胆型肝炎

淤胆型肝炎的临床表现与急性黄疸型肝炎相似，但自觉症状较轻，主要表现为黄疸、皮肤瘙痒、大便呈灰白色，肝明显肿大，肝功能检查血清胆红素显著增高。黄疸较深，持续 3 周甚至数月至 1 年以上。大多数病人可恢复，仅少数发展为胆汁性肝硬化。

5. 肝炎肝硬化

在病毒性肝炎的类型中，除了以上四种以外，还有一种需要我们在这里进行论述，即肝炎肝硬化。

慢性肝炎患者一旦出现食道及腹壁静脉曲张、腹水等门静脉高压表现或影像学检查发现肝脏缩小、脾大、门静脉和脾静脉明显增宽等表现，即可诊断为肝炎肝硬化。

（三）病毒性肝炎的防治

1. 病毒性肝炎的预防

病毒性肝炎的预防，可从以下几个方面入手。

（1）管理传染源。急性肝炎患者应住院或就地隔离治疗；慢性肝炎患者和病毒携带者不能献血和从事托幼保育及食品行业工作，并应定期复查，动态观察各项传染指标。

（2）切断传播途径。甲型、戊型肝炎的预防重点是有效切断粪口传播途径。搞好环境卫生，做好水源和粪便管理，注重饮食卫生和个人卫生，养成良好的卫生习惯，饭前便后要洗手，食具、设施用具定时消毒等。乙型、丙型、丁型肝炎的重点在于防止通过血液和体液的传播。应加强对血液制品的严格管理，非必要时不输血及不用血制品；对各种医疗器械进行严格的消毒，避免与他人共用牙具和剃须刀；防止性接触造成交叉传播。

（3）保护易感人群。迄今为止，只有甲肝和乙肝有疫苗，能够进行特异性免疫。对婴幼儿、中小学生和其他甲肝高危人群，要接种甲肝疫苗；

对近期与甲肝患者密切接触的易感儿童，应及时注射丙种球蛋白，可紧急预防发病。注射时间越早越好，最迟不超过接触后 7~10 天。乙肝疫苗的重点接种对象有以下三类人。

1）新生儿。普通新生儿在出生后 24 小时内均应接种。对乙肝表面抗原阳性母亲产下的婴儿，出生后 12 小时内注射乙肝免疫球蛋白，并与此同时或 1 月后注射乙肝疫苗，可阻断母婴传播。

2）乙肝表面抗原阳性者的配偶或接触血液机会多的各类高危人群。

3）未感染过乙肝也未接种过乙肝疫苗的儿童。对于不慎沾染了乙肝病毒的易感者，则要及早注射乙肝免疫球蛋白进行被动免疫。

2. 病毒性肝炎的治疗

对于病毒性肝炎的治疗，目前尚无特效治疗方法，应根据临床类型、病原学分别采取不同的治疗措施。各型肝炎原则上均应保证足够的休息，合理营养，保证热量、蛋白质、维生素供给，避免饮酒、过劳和使用对肝脏有损害的药物。

（1）慢性肝炎。这是世界医学公认的难治性疾病，治疗较困难，效果不理想。通常强调综合性方案，个体化治疗。具体采用以抗病毒为主，调节免疫，保护肝细胞、改善肝功能及抗纤维化等治疗措施。目前常用的抗病毒药物有干扰素、拉米夫定、阿德福韦等。

（2）急性肝炎。强调早期卧床休息，住院或就地隔离治疗；恢复期可逐渐增加活动，以不感觉疲劳为适度；药物治疗为辅助性，通常不用抗病毒治疗，仅在急性丙型肝炎时提倡早期应用干扰素防止慢性化。适当选用非特异性护肝药物，如肌苷、维生素类药物等。

四、肺结核

（一）概念

由结核分枝杆菌引起的呼吸道慢性传染病，临床表现为低热、消瘦、乏力等全身症状及咳嗽、咯血等呼吸道症状。

（二）传播途径

空气飞沫传播，病人咳出的痰干燥后，结核菌随尘土等飞扬，可造成吸入感染。

（三）易感人群

感染结核菌的危险性与暴露程度直接相关，居住拥挤、营养不良是肺结核的易感因素。

（四）临床表现

呼吸道症状有咳嗽，咳痰，痰血或咯血。可有胸痛、胸闷或呼吸困难。全身症状常有低热、盗汗、纳差、消瘦、乏力、女性月经不调等。咳嗽、咳痰、痰血或咯血 2 周以上，是筛选 80% 结核传染源的重要线索指征。

（五）诊断

临床表现+胸透（X 线检查）

实验室检查：痰中找到结核菌是确诊肺结核的主要依据。

（六）治疗

肺结核的治疗主要以化学药物治疗为主（简称化疗）。

强化治疗阶段：2~3 月。

巩固治疗阶段：至疗程结束。

短期疗程 6~9 个月 。

标准化疗总疗程 12 ~18 个月。

（七）预防措施

控制传染源、切断传播途径、保护易感人群。

（1）了解、学习结核病有关基本知识。

（2）远离传染源、学习与传染源的日常交往。

（3）切断传播途径：室内通风、消毒，采用湿式清扫。

（4）保护易感人群：培养良好的生活卫生习惯；增强抵抗力，适度运动、按时早餐、充足睡眠、营养均衡、心理调节，节制吸烟、上网；保持宿舍、教室卫生。

（5）同学间相互监督、督促、关心。

（6）药物预防。

（7）药物治疗。

（八）结核病防治核心信息

（1）肺结核是我国发病、死亡人数最多的重大传染病之一。

（2）肺结核主要通过咳嗽、打喷嚏传播。

（3）勤洗手、多通风、强身健体可以有效预防肺结核。

（4）咳嗽喷嚏掩口鼻、不随地吐痰可以减少肺结核的传播。

（5）如果咳嗽、咯痰2周以上，应及时到医院诊治。

（6）我国在结核病定点医疗卫生机构对肺结核检查治疗的部分项目实行免费政策。（各地在宣传中应明确定点医疗卫生机构名称和具体免费项目）

五、水痘

（一）概念

水痘是急性呼吸道传染病，感染对象主要为学龄期儿童及少数青少年，但人群普遍易感，好发于冬季。

（二）传播途径

水痘病毒主要存在鼻腔黏膜、疱液中；外界存活力弱，紫外线敏感，传染性特别强（发病前1~2天至结痂时都有传染性），主要通过呼吸道和直接接触传播。

（三）临床表现

皮肤黏膜出现斑疹、丘疹、水痘，可伴发热，体温达38℃以上，有头痛、咽痛等症状，部分病例可并发脑炎、肺炎等。一般10～14天自愈，能获得免疫，但在机体抵抗力差的情况也可发生。

（四）治疗

患者一定要隔离治疗，注意休息、补充水分、增加营养，服用抗病毒药品。

（五）预防措施

水痘传染性强，学生等集中居住的人群一旦发生水痘，易通过呼吸道或日常生活接触传播，形成多例感染发病。预防办法是注意开窗通风，及时发现和隔离病人，易感人群亦可接种水痘减毒活疫苗，增加身体抵抗力。

第六节　现代高校公共卫生体系建设

本节主要围绕现代高校公共卫生体系建设展开具体论述，内容包括高校公共卫生体系建设的原则，高校公共卫生体系领导机制的建立以及高校五级公共卫生体系的建立。

一、高校公共卫生体系建设的原则

对于学校建设而言，公共卫生是一个十分重要的工程。近年来，随着高校多校区建设、招生规模扩大、后勤社会化改革、高等教育大众化等，高校公共卫生安全稳定发展面临着重大调整局面，如何构建完善、行之有效的公共卫生体系，探索更为科学合理的管理模式，采取强有力的保障措施，消除校园中存在的不稳定因素，构建无形保障围墙，维护校园公共卫生安全，已成为当务之急。

2003 年"非典"爆发后，我国《国家突发公共事件总体应急预案》，构建了我国突发公共卫生事件应急机制，从预测与预警、应急处置、信息报告、先期处置、应急响应、应急结束、恢复与重建、善后处置、调查与评估、信息发布等各个方面有了指导性和规范性的规定。相比较突发公共卫生事件而言常规的公共卫生服务体系更进一步明确，是应急体系的基础，只有将常规公共卫生服务体系构建完整，才能建立起公共卫生工作的长效机制。

相关专家学者认为，中国公共卫生体系建设的重点是预防和应对，包括 6 个子系统——突发性公共卫生事件应急指挥中心，公共卫生信息系统，疾病预防保健网，医疗救护网，医药器械应急用品储备系统，突发公共卫生事件危机检测和评价体系。

公共卫生体系强调部门间的合作与社会参与，而作为一所高校强调的是构建怎么样的公共卫生体系，高校公共卫生体系应该怎样建立。因此，应该遵循五个原则，具体如下：

（1）注重预防为第一要务。

（2）保障各子体系间的畅通与无缝衔接。

（3）明确各部门的职责和工作内容。

（4）畅通的信息渠道。

（5）科学的决策指挥和有效干预控制。

二、高校公共卫生体系领导机制的建立

建立高校公共卫生体系领导机制，可从以下几个方面入手。

（一）明确公共卫生体系的责任单位

高校公共卫生体系如果要有完整的体系，那么应切实强化对高校公共卫生的领导。首先对高校公共卫生体系机构进行明确，成立专门负责校园公共卫生工作的领导小组。

1. 领导者

应有学校行政主要负责人担任组长，分管学生工作的副书记、分管后勤（公共卫生）工作副校长担任副组长，具体指导全校范围的公共卫生工作实施，在管理当中起到了行政保障方面的作用，营造政策环境。

2. 成员

高校公共卫生工作领导小组成员可以由各职能部门责任人、二级学院（系、部）的总支（支部）书记、具体负责学生及公共卫生工作的工作人员为成员，来保障学校师生员工身心健康与生命安全，促进校园和谐建设，以使得具体工作的落实得到保障。

3. 成立公共卫生工作领导小组办公室

办公室负责人员可由学校分管公共卫生工作的负责人来担任，需要参与领导机构。可直接了解工作方面的意图和各种要求，能够有效推动校园公共卫生工作全面系统地开展。

公共卫生领导小组其主要职责在于以下四个方面。

（1）负责建立公共卫生工作组织，制定校公共卫生管理政策，并履行本单位公共卫生安全管理制度。

（2）根据"谁主管，谁负责"的原则，签订各部门、各岗位公共卫生安全责任制，实行目标管理，把公共卫生安全工作纳入考核，与本单位的日常管理工作实行同计划、同布置、同检查、同总结、同评比。

（3）定期组织公共卫生检查，消除隐患，改善校内卫生环境，保障师生身心健康；督促开展卫生宣传教育，普及卫生知识，使师生员工的自我

保健能力得到提高。

（4）制定突发公共卫生事件应急预案，在公共卫生突发事件时，负责指挥、协调和组织人员进行预防控制、隔离救治、宣传教育和心理疏导，协助卫生监督部门做好事故调查取证工作，负责事件处理与善后工作。

（二）建立跨部门的协同工作系统

跨部门的协同工作系统的建立，主要从以下几个方面着手进行。

1. 制定工作小组成员定期会议体系

需要每个季度召开专业的公共卫生工作协同会议：第一季度重点通报本学年校园公共卫生工作计划，针对高校公共卫生面临的新形势、新问题等进行研究并落实各项工作措施和政策；第二季度重点对校园公共卫生开展具体情况进行通报和审议相关工作问题，研究后期公共卫生工作的推进；第三季度重点规划下一学年校园公共卫生主要工作任务和具体措施，确保将公共卫生工作纳入校园整体工作规划当中来；第四季度重点对本学期校园公共卫生开展工作进行总结，审议下年度公共卫生工作规划。

2. 构建常态分析的体系

建立健全校园公共卫生工作规划方面的研究体系，每学年度制定详细的工作计划，同时需要重视强化各部门、强化与校园医疗机构、校外相关政府部门的互相衔接，突显工作规划对具体工作的指导作用。

3. 构建协同管理体系

根据计划、规划来制订计划，领导小组全体成员参与到计划、规划的编制中，实现对公共卫生全过程管理，领导小组对日常校园公共卫生工作开展专项督导，重点检查计划、规划的落实情况。

4. 构建信息共享工作体系

督促部门，尤其是学生管理部门（各二级学院、系、部、学生处、教务处）构建师生公共卫生档案数据库，做到信息共享、信息完备，实现信息渠道畅通，使校园防范公共卫生突发事件的能力得到提高。

（三）高校五级公共卫生体系构建

我们将高校公共卫生体系从高到低，根据管理职能的不同，分为五级公共卫生体系，每级体系都有相应的平台和核心。下面，我们主要围绕这五级公共卫生体系展开具体论述。

1. Ⅰ级公共卫生体系

构建Ⅰ级公共卫生体系的两个平台分别为校公共卫生工作领导小组和校党委会、校长办公会，Ⅰ级公共卫生体系的核心是副书记、副校长及日常公共卫生管理部门主要负责人。

公共卫生工作领导小组每学年每季度定期召开领导小组会议，主要制订校园年度公共卫生计划和规划，优化整合各部门工作，是校园公共卫生工作科学、有序发展的重要组织保障，党委会、院长办公会听取公共卫生工作领导小组、各职能部门、学生管理部门关于校园公共卫生工作汇报，是校园公共卫生工作发展和推进的指挥棒（图5-2）。

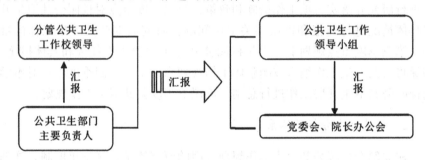

图5-2　Ⅰ级公共卫生体系

2. Ⅱ级公共卫生体系

构建Ⅱ级公共卫生体系的共有三个平台——二级单位公共卫生工作责任书，公共卫生工作小组成员定期会议制度以及公共卫生体系任务分解。Ⅱ级公共卫生体系的核心是日常公共卫生管理部门具体落实日常公共卫生事务的工作人员。下面，我们对这三个平台展开具体论述。

二级单位公共卫生工作责任书，按照"谁主管，谁负责"的原则，明晰二级学院（系、部、中心）、职能部门二级公共卫生工作责任，校属各二级单位主要负责人作为第一责任人，对本单位公共卫生工作负总责。

公共卫生工作小组定期会议制度，是通过定期召开公共卫生会议，在会上通报近期校园公共卫生工作情况，部署校园公共卫生工作。

全校公共卫生工作任务分解，是在《学校卫生工作条例》《突发公共卫生事件应急条例》《中共中央国务院关于增强青少年体质的意见》等规章条例基础上建立的，同时结合学校工作的实际和特色创建的，并对各体系中的平台、核心等进行任务分解，职责分工（图 5-3）。

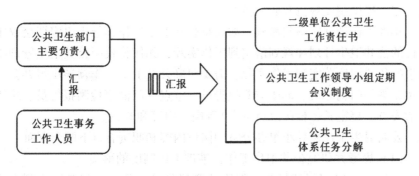

图 5-3 Ⅱ级公共卫生体系

3. Ⅲ级公共卫生体系

构建Ⅲ级公共卫生体系的平台是公共卫生工作领导小组各成员分头召开的会议，主要是各公共卫生工作领导小组成员中负责落实本部门公共卫生工作人员参与会议。

各成员分头召开的会议，主要听取各成员本部门近期、今后公共卫生工作汇报，讨论总结回顾整个部门公共卫生工作，对本部门今后一时期内如何落实公共卫生工作进行具体指导。其构建核心是领导小组成员单位中负责落实本部门、单位公共卫生工作人员（图 5-4）。

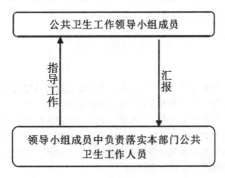

图 5-4 Ⅲ级公共卫生体系

4. Ⅳ级公共卫生体系

构建Ⅳ级公共卫生体系的平台是校园公共卫生管理手册以及年度公共卫生工作计划实施与考核。下面对这二者进行具体论述。

公共卫生管理工作手册，涵盖了公共卫生工作中涉及的各项规章制度，明确了各岗位的分工和职责，同时为公共卫生工作的成员做好公共卫生工作，提供制度规范和业务指导。

年度工作计划实施与考核，如何将公共卫生工作领导小组定期会议中制订的公共卫生计划和规划落实到工作实际，如何将校园公共卫生管理手册中的各项制度落实到工作实际，需要明确公共卫生工作领导小组办公室以及二级部门辅导员、健康监测报告员、重点部门健康检测报告员、班级生活委员、寝室长、校医院负责人①等岗位内容和职责。

公共卫生工作领导小组办公室的岗位内容和职责有以下两个方面。

（1）思考并研究公共卫生工作，推进工作制度的落实。

（2）对二级部门辅导员、健康监测报告员、重点部门健康检测报告员、班级生活委员、寝室长等工作进行指导和工作布置。

公共卫生工作领导小组办公室通过召集医务室负责人②、心理咨询室责任人③、二级部门辅导员④、重点部门健康检测报告员⑤、班级生活委员、寝室长⑥等，召开公共卫生工作会议、公共卫生工作培训会议，宣传培训公共卫生相关知识，布置、指导并培训二级单位开展公共卫生工作，通过逐层分解公共卫生工作任务，明确层级公共卫生工作责任，真正把公共卫生工作触角延伸至基层一线，同时负责召开年度公共卫生工作总结会，对二级单位公共卫生工作开展实施情况进行工作考核。

构建Ⅳ级公共卫生体系的核心是公共卫生工作领导小组办公室、医务室负责人、辅导员、卫生监测报告员、重点部门卫生监测报告员、班级生活委员、寝室长、校医院负责人（图5-5）。

---

① 校医院负责人：根据公共卫生工作职责，负责每日就诊情况的检测，如有较集中暴发传染病、中毒等情况，及时反馈日常及突发公共卫生事件信息报告工作。

② 校医院负责人：根据公共卫生工作职责，负责每日就诊情况的检测，如有较集中爆发传染病、中毒等情况，及时反馈日常及突发公共卫生事件信息报告工作。心理咨询室责任人：根据公共卫生职责，负责全校学生心理健康咨询、心理健康知识宣传、心理工作教学计划，负责及时反馈学生心理方面的异常情况信息报送工作。

③ 心理咨询室责任人：根据公共卫生职责，负责全校学生心理健康咨询、心理健康知识宣传、心理工作教学计划，负责及时反馈学生心理方面的异常情况信息报送工作。

④ 二级部门辅导员：根据公共卫生工作职责，负责本二级学院（系、部）日常公共卫生安全宣传教育工作，及时反馈本单位公共卫生日常及突发公共卫生事件期间的信息报告工作。

⑤ 重点部门健康检测报告员：根据公共卫生工作职责，负责本部门公共卫生常规工作，加强重点要害部位的检测、隐患排查工作，及时反馈本单位日常公共卫生及突发公共卫生事件期间的信息报告工作。

⑥ 班级生活委员、寝室长：根据公共卫生工作职责，负责本班级（寝室）日常公共卫生宣传教育工作，及时反馈班级（寝室）公共卫生信息报告工作。

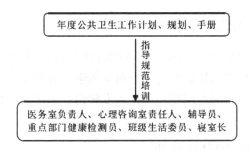

图 5-5 Ⅳ级公共卫生体系

5. Ⅴ级公共卫生体系

构建Ⅴ级安全稳定工作体系的平台是医务室负责人、心理咨询室责任人、二级部门辅导员、健康监测报告员、重点部门健康检测报告员、班级生活委员、寝室长等。

医务室负责人、心理咨询室责任人、二级部门辅导员、健康监测报告员、重点部门健康检测报告员、班级生活委员、寝室长等是确保公共卫生规章制度是否落实到位的重要环节，是解决新问题、报告新情况、消除不安全因素的第一线，是高校师生重视公共卫生的意识和能力的重要体现。这一体系的构建，使得每位师生都担负着宣传、教育、落实、监督公共卫生工作实施的义务和责任。

需要注意的是，构建Ⅴ级公共卫生体系的核心是制度措施的落实和情报的反馈（图 5-6）。

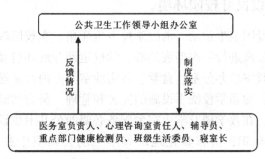

图 5-6 Ⅴ级公共卫生体系

三、高校传染病防控措施

（一）定期开展健康体检

按照《学校卫生工作条例》《学校结核病防控工作规范（2017版）》要求将结核病等传染病检查项目作为新生入学及教职工常规体检的必查内容，主动监测并向所属地疾控部门报告发病情况，配合疾控部门开展密切接触者筛查。

（二）规范处置传染病患

校医院严格执行首诊负责制，对可以确诊的传染病患者，根据不同病情将病人及时转诊至各类传染病定点医院或立即采取隔离治疗措施。对疑似无法确诊的患者应及时转诊至上级医院，转诊后首诊医师要随时了解患者诊断情况并及时报告至校医院传染病管理人员。

（三）积极开展健康教育

按照教育部《普通高等学校健康教育指导纲要》（教体艺［2017］5号）要求，加大学校健康教育力度。有效利用学校健康教育网络课堂、通选课、校园网、校园广播、宣传栏、微信公众号等多种形式，深入进行传染病预防知识的宣传和教育，普及传染病防治知识，扩大传染病核心知识知晓率，引导师生养成良好的卫生习惯，提高师生防病的意识和自我保护能力。充分发挥学生社团作用。把学生参与健康教育活动纳入学生志愿服务管理，鼓励学生积极参与健康教育实践活动，传播健康理念和知识。

（四）创设良好校园环境

大力开展爱国卫生运动，消除学校卫生死角。在校医院指导下，公寓科每年对学生公寓进行一次彻底消毒；学校定期开展环境及教室、学生宿舍卫生检查；教室、办公室、食堂、各实验室等室内经常通风换气，使空气流通、新鲜；加强学校洗手设施的完善和管理，努力切断传染病发生条件和传播途径；在教学楼及学生宿舍配备必要的公共卫生设施，设置必要的卫生警示和标识，潜移默化地培养学生的公共卫生意识和卫生行为习惯。

（五）坚持缺课登记制度

要坚持因病缺课登记追踪制度。各学院安排专人对因病请假的学生进行登记并及时做好病因追踪（需提供公立医院诊断证明），对肺结核等法定传染病或按法定传染病管理的疾病应及时与校医院取得联系，对学生出现不明原因发热情况也应及时上报。

(六) 有效开展预防免疫

校医院预防接种门诊要充分利用预防免疫这一最经济、有效及方便的传染病防控措施在师生中开展预防接种工作。按期完成国家下达的计划免疫接种任务，针对不同季节及发病情况有针对性组织师生开展应急接种或暴露性接种。在知情同意的原则下对传染病密切接触者或易感人群及时开展预防性服药。

四、传染病防控工作流程

(一) 散发病例

对可以确诊的传染病患者，校医院接诊医生第一时间将有关内容（姓名、性别、发病日期、学科、住址、联系电话、诊断等）填写传染病报告卡并在传染病登记本登记，将信息交至传染病网络直报管理员。

对校内确诊或上级疾控部门通报的传染病患者，校医院要在上级疾控部门的指导下及时向二级学院下达传染病管理监督意见书，意见书一式两份由二级学院传染病防控领导小组负责人签字后各保留一份备案。校医院应根据病情以及疾控部门、定点医疗机构的诊断意见给出对传染病患者的休学或隔离治疗建议，并对二级学院开展密切接触者筛查等防控工作给予指导性意见。

校医院根据不同传染病病种立即制定消杀方案，包括消毒方法及消杀范围，购进或配制消毒药品。传染病管理人员立即与公寓科及教室管理部门取得联系，下达消毒指导意见，发放消毒药品，消杀工作由承担物业管理的部门按指导方案具体实施。室内要进行空气消毒；公共扶手、洗手间门把手、水龙头开关等进行擦拭消毒。

二级学院在接到传染病监督意见书后，应立即对患病学生办理休学或请假手续，确保学生规定时间内不在校内学习生活。对因传染病休学或请假治疗期间的学生要指定专人定期询问治疗情况，严防休学或治疗期间回校上课或参加考试，学生恢复正常学习前必须持传染病定点医疗机构或学校属地疾控部门复学证明，经校医院审核后方可返校。

对上级疾控部门要求开展流行病学调查或开展密切接触者筛查的，校医院要及时与二级学院取得联系，告知筛查范围及筛查方法，二级学院要积极配合疾控部门或校医院开展工作，在规定时间内组织指定范围学生开展调查或密切接触者筛查。

（二）聚集性病例

学校发生传染病聚集性病例时，学校传染病防控领导小组立即指挥医疗、保卫、宣传、保障、二级学院开展防控工作。

（1）医疗组。校医院发热门诊或腹泻病门诊立即按规范要求开展工作，在上级卫生计生部门指导下负责接诊、转诊、隔离病人，对新发传染病人应在第一时间报告学校传染病防控工作领导小组，由学校领导小组报告疾控中心。校医院按照传染病防护要求，储备一定数量的预防或治疗药物、消毒剂、隔离衣、防护服、口罩、帽子等防护消毒用品，以备突发公共卫生事件的发生。积极配合上级疾控部门开展相关工作。

（2）保卫组。一旦聚集性病例发生，保卫处负责人及值班人员，按照学校传染病防控领导小组的指令，迅速到达指定位置进行警戒，及时采取有效措施进行隔离。加强对出入校门人员的管理，严格控制外来人员进入校园。适时根据需要开展出入校门人员体温检测制度。

（3）宣传组。宣传部、团委、学生处负责做好学生、教工的传染病防控知识的宣传、教育工作，消除恐慌心理。宣传部做好舆情监控及对外信息发布工作。

（4）保障组。学校办公室要做好各部门协调工作；学生处要及时开辟隔离观察区，要按要求定期开展宿舍消毒工作。后勤处、财务处确保校内隔离治疗、观察患者生活及物资保障。

（5）二级学院。在师生中做好宣传教育，避免恐慌情绪。要在班级中立即开展晨检工作，对发现疑似患者立即与校医院取得联系。积极配合卫生计生部门和校医院各院开展密切接触者筛查工作。对师生回家进行自我隔离，在按规定医学观察时间后，经指定医院检查排除传染性疾病后方可复课。

各部门要积极配合上级有关部门做好流行病调查及善后处理工作。

第六章　现代高校大学生的心理卫生与体育保健

本章主要论述现代高校大学生的心理卫生与体育保健，其内容包括现代高校大学生的心理卫生、现代高校大学生的情感保健、现代高校大学生的体育保健。

第一节　现代高校大学生的心理卫生

众所周知，大学生是指年龄一般在 18~23 岁之间（近些年出现的高龄大学生不在其列），并正在接受高等教育的学生。从最新的心理阶段划分的观点来看，他们属于青年初期，因此大学生具有青年初期的许多共同点，如辩证思维的形成、自我同一性的完善、同伴群体的形成、价值体系的稳定等。然而大学生这个群体又具有一定的特殊性，这种特殊性具有的双重作用如下：

一是使大学生们表现出自信、自立、自强的优点。

二是使他们与现实社会融合力差。他们承受挫折的心理准备欠缺，且遇到挫折时行为的掩饰性更强，导致近年来大学生心理疾病的发病率逐年增高，发病的种类也在不断增多。大学生各种心理障碍的出现、自杀现象的增加等都说明大学生的心理健康问题应该引起学校、家庭和社会的高度关注。

一、大学生心理发展具有特殊性

大学生心理发展具有特殊性，具体表现在以下几个方面。

（一）心理特点比较独特

大学生作为一个特殊的青年群体，具有以下独特的心理特点。

1. 大学生的自我评价具有光环效应

一般情况下，自我评价的光环效应是指个体因受过去成功经验或过度赞扬的影响而产生对自己的能力等认识偏高的现象。大学生与同龄人相比，往往有更多的成功经历，受到过较多的赞美，也被寄托了更多的希望，他们的自我评价有偏高的可能。

2. 大学生智力发展比较好

我国心理学学者吴福元用中国修订版的韦克斯勒成人智力量表（WAIS—RC）对大学生进行了一项智力调查，结果发现大学生的平均智商为 116.08，属于中上智力或高智力水平。已故心理学家朱智贤主持的一项国家重点研究课题"中国儿童青少年心理发展与教育"的研究结果也证实了这一点。

3. 影响大学生心理健康的普遍性问题是考试焦虑

所谓考试焦虑是指与入学考试、智能测试、学业测验等相关的焦虑，它是一种急性焦虑。考试焦虑在大学生中普遍存在，并时常危害着大学生心理健康。

4. 理想化大学生的价值准则

接受式是大学生的主要价值准则类型，即价值准则的经验内容主要由间接经验支持，而较少直接经验①。

（二）形成同伴群体

大学生通常会从自己的兴趣、爱好、价值观等内在性的人际关系要素出发，建立起自己的同伴群体，这在中学时期及其更早时期是比较罕见的。与此同时，与自我同一性的发展特点相联系，大学生的价值体系也已经趋向稳定，但是这并不代表他们的价值观都是由理性来决定的。

（三）形成辩证思维

大学生作为有幸接受高等教育的青年群体，其思维能力已继续向更高一层即辩证思维的水平发展，不再满足于形式逻辑思维的水平，其特点

---

① 这种价值准则具有明显的离散特征，当他们被个体调用来进行社会行为判断时，当事者会表现出明显的苛求现象或理想倾向，与社会现实产生矛盾。

如下。

（1）辩证思维能力的发展取决于自我调节能力和目的感的发展①。

（2）对问题的思考会把由经验决定的合理性判断也引入思考过程中，并把它当作重要的标准来使用。而不仅限于寻求原因与结果的逻辑关系。

（四）自我意识的特殊性

自我意识是意识的一种形式，只是意识的对象是自己而非别人②。一般说来，自我意识包括自我认识、自我体验、自我控制三个部分③。

大学生作为一个特殊的群体，他们的自我意识有其特殊性，主要表现如下。

1. 时间特殊

虽然从生理上而言，大学生已到了自立的年龄，到了应该自己承担生活责任的时候，但因为仍然是学生，处在校园环境中，中心任务还是"学习"，所以社会、家庭暂缓他们履行自立的责任与相应的义务。同时在大学期间，大学生正处于"延缓偿付时期"。因为初中（少年期）、高中（青年前期）期间，他们被紧张的学习、考试追逐着，几乎没有什么余暇去充分思考自己的问题。只有进了大学，才算进入能够真正专心地考虑自我、探索自我和确立自我的时期。这也给大学生提供了更多的时间去关注自我成长，去充分思考自身发展、精神心理方面的需要与困惑。

2. 空间特殊

在校园环境所提供的多维文化氛围中，与不同地区同龄人的交往发生多维价值观念的碰撞，对于大学生的自我意识发展会产生不同于其他青年

---

① 所谓自我调节能力，是指个人把现有的心理结构更系统地运用于新领域、新知识体系和新的环境中。目的感是指与生活的价值、目标和职业方向有关的同一性。根据皮亚杰的观点，辩证思维能力的发展，取决于通过自我调节来不断实现人生目标这种日渐加深的目的感的发展。这就是说，青年的思维已转向对现实计划的思考，并使具有创见的洞察力和内心控制力与分析性认识评价获得平衡。这样的思维能力可为生活定下更明确的目标，做好更细致的准备。

② 从心理学上讲，所谓自我意识是指个体对自己与周围环境的关系以及对自己的各种身心状态的认识、体验和愿望。自我意识是个体意识发展的高级阶段，是人类特有的"专利"。

③ 自我认识是利用感觉、知觉、记忆、思维来认识自己而产生的自我分析和自我评价。自我体验是通过认识和评价而表现出来的情绪上的感受。自我控制则是通过意志对自己的行为和活动做出调节的过程。自我意识的发展是一个连续的过程，伴随个体的一生，虽然从理论上可以划分为对自我的确认、评价、理想化三个阶段，但不同个体在不同的生理机制、生活经历、社会环境的影响下，自我意识会有所差别。

人的影响，这种影响是双重的。

（1）大学环境使大学生的自我意识有了更强的可塑性。由于大学空间中的多元性，诸如东方与西方、传统与现代、城市与乡村等多种文化的交织以及来自不同背景的同龄人的差异等，大学生们常常会因为同时接受着各种文化与各种价值观的人的影响而陷入自我迷失，不知道怎样的"我"才是最好的，怎样的路才适合自己，常常会在选择比较中失去自信，体验挫折感和自卑感。但不管怎么说，大学的这种空间的多元性虽然在一定程度上给大学生带来了自我定位上的迷惑感，但同时，也正是这种多元性带来了更多有关自我的思考和关注，带来了更宽广的发展空间。

（2）它给大学生提供了更广阔的发展可能性。大学生可以通过接触不同的人、不同的思想、不同的文化、不同的价值观逐步在比较中形成自己的价值体系。大学的文化环境使大学生们更有可能与同龄人谈论有关自我与他我，更可能在不断的反思与比较中促进自我意识走向成熟，也更可能在与他人思想、心灵的不断碰撞中塑造更完善、成熟的自我。

3. 复杂的大学生自我意识的发展

大学生是特定文化环境中的青年，所以除了生理成熟所带来的必需的自我意识成熟（如社会我、心理我的出现、发展，自我体验的敏感与深刻，自我控制力的提高）以外，还因时空条件、智力水平等使他们的自我意识与其他同龄的非大学生青年有所不同。

（1）自我认识内容的广泛性、深刻性与途径的多样性共存。大学生在自我认识的过程中，更喜欢去探索"我为什么会是这样的人"，而不会仅限于"我是什么样的人"的内容，所以在大学生咨询活动中，会经常听到非心理学专业的他们谈及弗洛伊德和他的理论，谈及马斯洛及其需要理论。大学生的自我觉察力更敏锐，自我评析标准更具体或一致，自我形象也更丰满。因为他们对自我了解的渴望更强烈，对自我剖析的能力和勇气也比一般青年更加有力，在自我认识的过程中更善于理性分析。即使会在认识中遭遇痛苦，他们仍然愿意去认识。

同时，大学生的文化观念使他们易于接受新事物，易于开放自我，所以也就有了更多自我认识的途径，表现突出的有以下两方面。

1）通过心理咨询的途径。在我国当前社会仍有许多人对心理咨询有误解，视心理咨询为"神经（或精神）病者的专利"的情况。但是越来越多的大学生已对此坦然接受了，为了加深自我认识，他们走入心理咨询室，将"自我"展示出来，与咨询老师一起来分析、评价，使今后对自我的认识更趋完善、合理。

2）通过广泛的人际沟通途径，大学生更敢于并且善于与人交流，会直接问周围的人对自己的看法，这样就能得到更多的有关自我的评价，促进公正的自我评价的形成。

（2）自我体验的敏感、细腻、强烈与理性分析并存。一般情况下，大学生在进行自我体验时，拥有敏锐的洞察力，尤其在产生消极体验时，大部分都能够设法合理地去分析。

（3）自我控制的主动性、情境性与社会性的对立统一。首先，大学生在自我控制上的主动性增强，还愿意展示自我，常常会以自己的观点驳斥他人的观点，在行为上更有主见，甚至给人以"我行我素"的感觉，而不仅会"表现"自我。其次因大学生的开放性，其自我控制又是充满情境性的，往往易受情绪的影响。比如，激情下会放纵自己、盲从别人，这一点也体现了大学生受暗示性强的特点。

与此同时，大学生会更多地用社会标准来要求自我，在他们认识到社会评价的意义后，使他们的自我控制带有一定的社会性。而大学生心理发展的这些特殊性又直接影响到他们对友谊、爱情、择业的看法以及对生活中出现种种挫折的感受。

（五）自我同一性趋向成熟

大学生的自我同一性，同中学生相比已更趋完善。虽然自我同一性在中学生时期就已经形成，但根据埃里克森的观点，人在依照社会需要、个人期待和年龄而改变自我行为的同时，会努力保留自己内心的同一感。这就是说，大学生的自我同一性仍在发展着，并走向完善。事实上，青年期（含大学时期）自我同一性的发展存在以下特点。

（1）具有从以前被忽略的自我部分进行新的选择的能力。

（2）具有把旧的自我同新的自我结成"共存"关系的能力。

（3）具有确认自我的哪些部分已不再适合继续保留的判断能力。

（4）具有忍痛割爱的能力。

不难看出正是这些特点的存在，使得大学生自我同一性的发展更趋完善走向成熟。

二、当代大学生建立心理防御机制的意义

挫折无处不在。生活，从某种意义上说，就是成功与挫折的积累。但无论挫折的原因来自内部还是外部，都会产生诸如紧张、焦虑、愤怒等不愉快的情绪体验。当代大学生在社会改革大潮的冲击下，在各种新的思

想、文化的熏染下，一方面对社会为他们提供的可能的前景充满了幻想，另一方面在理想与现实发生矛盾时也更容易出现悲观、绝望的不良情绪体验，甚至产生自杀及其他反社会行为等极端倾向。因此，帮助他们建立应对挫折的心理防御机制，不仅有助于缓解他们的内心矛盾，同时也有助于他们在社会这个大舞台上承受更大的压力，展现才华。

（一）挫折防御机制的概念

挫折防御机制，最早是由奥地利精神病医生、精神分析学说的创始人弗洛伊德提出的。

弗洛伊德认为，人们在社会生活过程中，其生理的、心理的需要与欲望不可能都会得到满足，或多或少地总会遇到挫折和冲突，从而产生情绪上的紧张与焦虑、烦恼与不安。一般来说，在这种情况下，人们有两种选择：用积极的态度和方法面对现实中的矛盾，设法求得解决；或用消极的态度和方法回避矛盾以摆脱困境。从心理学的观点看，在人们的精神生活中，存在着一种倾向，即自觉地把主体与客观现实之间的问题，尤其是对自己不利的问题，用自己较能接受的方式加以解释和处理，从而不至于引起难以承受的痛苦和不安，这便是挫折防御机制。

面对挫折时，在个体的内部心理活动中所具备的，有意无意地用自己较能接受的方式摆脱挫折造成的心理压力，从而恢复正常情绪、平衡心理的各种自我保护形式，统称为挫折防御机制。

（二）大学生建立挫折防御机制的意义

虽然挫折防御机制及其作用形式是个体在无意识中实施的，但是大学生却可以有意识地运用挫折防御机制进行自我心理调节，以减轻焦虑和痛苦。但关键是要运用得当，同时应清醒地估计到它的副作用。

（1）大学生们在有目的的活动中，当自己的动机或欲望遇到阻碍而无法得到满足时，往往会产生一系列的情绪反应。如果这种情绪反应过于强烈或持久，就可能引起思维紊乱、行为异常，甚至导致心理疾患或违法犯罪行为的产生。在这种情况下，如果他们能找到一个适合自己的、能使自己保持自尊、自立、自强的防御机制，便可在一定程度上缓解其紧张和焦虑的情绪，以防止其因情绪过激而失去理智，做出攻击性、破坏性行为或突然的自杀行为。因此，挫折防御机制能够使个体在遭受挫折后，在情绪上发挥一种缓冲作用。

（2）一般来说，个体在遭受挫折后所采取的对策，第一是运用挫折防御机制，以减轻心理压力；第二是采取行动，直接改善挫折情境，最终战胜挫折。但是，有时挫折情境一时无法改善，或者挫折产生的原因一时难以查明。大学生若是碰到这种情况，可运用挫折防御机制，暂时缓解焦虑情绪，避免自尊心受损。然后，以间接的方式获得动机或欲望的满足，保持心理平衡；或者分析挫折产生的前因后果，寻求解决问题的线索或途径，最终战胜挫折，更好地适应周围环境。因此，挫折防御机制为个体寻求战胜挫折的办法提供了时机。

（3）直接催人奋进，让人体验到一种新的角色是挫折防御机制的重要意义。如升华机制和补偿机制，对人的正常发展起着积极的作用。在现实的学习和生活中，大学生无论能力多强，总会遇到一些无法克服的困难和挫折，升华作用则能使不为社会所接受的愿望、动机改头换面，以较为崇高的方式表现出来；补偿作用则是以己之长补己之短，从其他方面获得成功与满足。

当然，要真正认识到建立挫折防御机制的意义，必须先了解挫折防御机制的几种主要形式及其不同的作用。

（三）挫折防御机制的形式及作用

1. 逃避性防御机制

一般情况下，个体受挫后，通过某种途径和方法回避挫折情景，以解除内心的不安和焦虑是逃避性防御机制。这种机制可以表现为压抑作用、退化作用、否定作用和幻想作用等。

压抑作用又称主动性遗忘，是个体在遭受挫折后把意识上所不能接受的、使人感到痛苦的思想、欲望或体验压抑到潜意识中，不再想起，不去回忆，以保持内心宁静的一种方法。但是这不是一种真正的遗忘，被遗忘的内容会时不时地冒出来兴风作浪，干扰个体的正常情绪，而个体主观上又无法控制，所以时间一长就会形成一个"情结"并导致无名的焦虑。

退化作用是指个体受挫后，采取倒退到童年或低于现实水平的行为来取得别人的同情和关怀，从而逃避紧张和焦虑。比如，不想参加考试时就会出现头痛、情绪不佳等症状或者考试成绩不理想就号啕大哭等。

否定作用和幻想作用都是比较原始而幼稚的防御机制。前者是对已经发生的事情完全加以否认；后者是以幻想的方式使自己从现实中脱离出来，在空想中获得内心的满足，即所谓的精神胜利法。这两种作用如果发生在儿童身上倒不失为一种较好的自我解脱方式，成年人也不妨偶尔一用，但要注意适度。

2. 掩饰性防御机制

日常生活中用得最多的一种防御机制是掩饰性防御机制[1]。它包括文饰作用、反向作用[2]和幽默作用[3]等。

文饰作用是指寻找种种理由或借口为自己辩护，可以表现为找借口[4]、"酸葡萄心理"[5]和"甜柠檬心理"[6]等。

反向作用在一定程度上、在短时间内可以掩盖个体的真实动机，暂时维护个体的自尊，但是时间一长反而会使个体的自我意识扭曲，造成心理异常。

幽默作用不仅是一种聪明机智的举动，也是修养较高的一种表现。比如，苏格拉底被妻子当众大骂一通又被泼了一桶水之后笑着说："我就知道打雷过后一定会下雨的。"他以难得的幽默化解了当时的尴尬。

3. 攻击性防御机制

它是指运用迁怒或投射的方法舒解心中的烦闷、委屈和紧张，恢复心理平衡。

迁怒作用也叫移位作用，是把对某一事物的强烈感情不自觉地转移到另一事物上，以缓解、减轻本身的精神负担[7]。

投射作用是指个体将自己不喜欢的或不能接受的而又是自身具有的观念、思想、态度、情感等转移到别人身上，认为别人也是如此，从而减轻

---

[1] 它是指个体受到挫折后，常常以某种借口或行为来掩饰自己的真实状态以维持自尊、减轻焦虑。

[2] 是指个体把自己的一些不符合社会规范或暂时不被允许的动机和欲望，以一种截然相反的态度或行为表现出来，以掩盖自己的本来意图，避免自尊心受损。这种外在的态度、行为与内在的欲望、动机相反的现象就是俗话所说的"此地无银三百两"。

[3] 幽默作用是指个体在遇到困难和尴尬时用幽默的方式来化解挫折，维持自己的心理平衡。

[4] 找借口是指个体将受挫的原因归咎于自身以外的客观因素或可以原谅的主观因素，以使自己心安理得，或避免别人的指责与嘲笑。比如，运动会成绩不理想便推说是自己身体不舒服等。

[5] "酸葡萄心理"一词的来由就是民间流传的"吃不到葡萄就说葡萄酸"，它是指个体所追求的目标受到阻碍无法实现时就贬低原来的目标，以此冲淡内心的苦恼和失望。比如，不会跳舞又怕丢面子就说跳舞容易使人学坏；竞选干部失败就说当干部的意义不大，不如安心学习等。

[6] "甜柠檬心理"是指目标不能实现时便淡化原来的目标及其价值，而对自己现在的状况大加肯定，对自己的既得利益万般强调，以此减轻内心深处的失望与痛苦。比如，考研失败就假称不如趁年轻多赚点钱等。

[7] 例如，一些发达国家的大型公司设立"心理泄愤室"，里面装有经理、老板或上司的橡胶头像，供员工殴打以发泄不满，这就是采用了迁怒的方法使员工在工作时保持轻松愉快的心情以提高工作效率。

自己的内疚感①。

攻击性防御机制虽然可以在一定程度上缓解个体的焦虑，但是必须掌握一定的度，不能伤害他人，更不能危害社会，尤其是大学生们，更应该避免破坏性行为的发生。

4. 建设性防御机制

建设性防御机制是一种具有升华作用的防御机制。它是指个体在遭遇挫折后将痛苦转化为一种建设性力量，把精力和情感投入到有意义的活动中，不让自己长久地沉浸在受挫的苦恼中的一种方式。这种升华作用实际上也是一种情感的发泄，但它是以对高尚目标的追求来化解内心的痛苦，重塑自己的人生价值，有时它甚至可以成为许多人成功的起点。纵观中外历史，曾出现了诸如司马迁、贝多芬、居里夫人等正确运用建设性防御机制的典范。

5. 替代性防御机制

替代性防御机制是指个体受挫后以新的目标或活动取代原来的目标或活动，进而获得心理平衡的一种机制。它包括补偿作用、认同作用和抵消作用等几个方面。

补偿作用包括感官和心理两个方面的补偿：一方面，当个体某种感官受到损伤后，在社会生活与实践活动的影响下，其他未受损伤的感官的感受性可以得到大大提高，起到机能的补偿作用；另一方面，如果个体由于心理上的不适应而产生挫折感时，也会试图以种种方法来弥补这些缺陷，以减轻心理上的不适。但是受挫者必须以符合社会规范的目标和行为来替代原有的目标和行为才能获得积极的心理补偿。

认同作用是指个体受到挫折而产生痛苦时效仿他人的做法使自己的思想和行为更适应社会的要求；或者把别人的品质和成就象征性地加在自己头上，提高自己的信心和地位从而减轻挫折感②。

抵消作用则是指个体以某种象征性的活动和行为来抵消已经发生事情带来的不愉快而取得心理上的平衡③。

---

① 如"以小人之心度君子之腹"，爱说谎的人认为人人都不诚实等。投射作用主要是针对缺点而言的，不仅是一种明显的自欺欺人，而且是有害的。

② 这种防御机制在大学生中表现比较突出。比如，有的大学生在遇到挫折时常常把一些名人、英雄或学术权威作为自己的认同对象，鼓励自己奋发进取。

③ 例如，在公共汽车上，有人不慎踩了你的脚，对方一声"对不起"就让你怒气全消；不小心摔碎了碗碟就说"岁岁平安"等。

三、大学生心理保健的重要途径

心理保健的目的是根据心理学的规律，一方面探讨维护心理健康的原理和方法，提高大学生的生活与学习效率；另一方面采取相应的措施预防和矫正心理疾病，对行为失常者进行有效的疏导，使之适应环境变化的需要。目前，世界上心理保健的方法已多达 250 种以上，限于篇幅，我们在此介绍几种大学生可以直接运用的自我保健方法。

（一）心理分析法

这种方法认为我们在上面谈到的防御机制是个体在生活经验中学到的某些应付挫折以降低焦虑的行为方式，但是必须清楚地认识到防御机制具有两重性，既可以是积极作用——保持和提高个人的自尊与信心，也可以是消极作用——否认或曲解现实以缓解内心矛盾①。

（二）心理暗示法

暗示是用直接或间接的语言或非语言手段对人的心理和行为产生影响的过程。暗示可以是来自别人的，这时暗示的效果与暗示者的权威大小有莫大的关系；也可以是来自自己的，即自我暗示，如草木皆兵。

由于教师在学生心目中的地位特殊，教师的暗示会对学生的心理产生更大的影响，因此教师应尽量采用鼓励、表扬等积极的暗示，少用批评、处罚等消极的暗示。

大学生在运用自我暗示时也要有意识地避免消极的作用，最好采用积极的、明确的语言来进行自我暗示，以此提高自信心②。

罗列快乐清单就是一种很好的心理暗示，这种方法的基本步骤是：每

---

① 两者都带有自我欺骗的成分，所以只有当自我不能以正当的、合理的方法消除焦虑时才采用这些非理性的做法进行自卫。大学生要认识到防御机制的双重作用，不要经常地运用这些方法，以防止心理的异常变化。

② 例如，对着镜子大声说"今天我很漂亮，所以我的心情很好"，"今天的面试我一定会成功，因为我很自信"等。

天晚上睡觉前用笔在纸上列出今天让自己快乐的事情①。

（三）行为训练法

由于个体不正常的心理与行为多是在生活与社会中受到伤害并不断强化而形成的，因此个体也可以通过学习和训练等强化手段来消除错误认识、纠正不良行为。常用的行为训练法有系统脱敏法、心理厌恶法等。

系统脱敏法是利用对抗性条件反射原理，循序渐进地消除异常心理和行为的方法。即通过学习与原来对立的反应方式，从而对接触不良刺激不再敏感，变为正常行为②。

心理厌恶法是指采用自己厌恶的或对自己有惩罚的刺激来减少或消除不良心理和行为。它主要是借助自我坚强的意志，把要消除的行为与痛苦的刺激联系起来，达到逐步抑制以至消除的程度③。

（四）合理宣泄法

合理宣泄法主要是采用正当途径把个体的紧张情绪和不良情感发泄出来，以减轻内心的苦闷、压抑和悲痛、愤怒，恢复心理平衡。例如，与要好的朋友倾心交谈，找一个无人的空旷之地大声喊叫，或者找一些柔软的不易伤人的沙发垫子尽情摔打，参加激烈的体育活动直到筋疲力尽等，都不失为暂时排遣内在精神压力的好方法。

（五）放松法

娱乐放松法是指通过各种娱乐活动使个体的心境进入愉悦状态，以淡

---

① 比如，今天收到家信说母亲的病有所好转；今天有一个老同学来看你，你们谈到了过去的许多好朋友；今天校园围墙边的那棵树开花了；今天有个人问路，你居然领着他准确地找到了地方……如果老师批评了你，你就写：因为老师的批评，我又改正了一个错误。如果老师只给你的卷子判了 75 分，你就写：这又是我的一次真实的成绩；如果给了 90 分，你就写：我又前进了一大步……事实上，这样做并不是要求大学生们满足那些微小的快乐，而是从中知道如何发现和体会快乐，如何肯定而不是否定地思考，如何形成积极而不是消极的情感，如何养成良好的心态。

② 例如，有社交恐惧的大学生可以先通过文字或语言对自己的错误认识予以纠正，再制定一个由易到难的行动计划，有意识地扩大社交圈子，一步步减轻对交往的恐惧，增强自信心，强化大胆交往的行为。

③ 例如，有偷窃恶习的学生可以通过了解电视、电影中人们对小偷的轻蔑态度和愤怒行为或者了解生活中的同学、老师对偷窃的鄙视与厌恶态度，将偷窃与自我形象、个体人格结合起来，产生强烈的戒偷愿望；也可以在自己手腕上戴条橡皮筋，有偷窃意愿时就使劲拉一下，进行适度的自我惩罚；有进步时就进行适度的自我奖励，如买点自己喜欢的东西、找要好的同学聊天等，直到对偷窃行为彻底反感而自觉戒除为止。

化并消除不良情绪和情感，保持心态平衡的方法。常用的有听音乐、唱歌、讲笑话、听相声、旅游、做游戏等，而且要坚持不懈。有一位医生给精神郁闷的科学家法拉第开出的处方是"一个小丑进城，胜过一打医生"，说明了娱乐放松对维持个体心理健康的重要性。这种方法比较适用于强度不大但维持时间较长的消极情绪所引起的神经衰弱、头痛、失眠等状况。

总而言之，大学生们要坚定一个信念：在日常生活中，没有什么挫折是我们不能承受的，关键是你如何评价它。种种逆境虽然为我们的发展设置了不同的障碍，但它又是锻炼我们的熔炉，使我们在新目标的实现和活动的开展中体现更有价值的人生。同时可以根据自己的情况选择运用各种心理防御机制和保健方法来应对挫折，减少焦虑，进行自我心理调适。

第二节　现代高校大学生的情感保健

本节主要论述现代高校大学生的情感保健，其内容主要包括爱情心理的构成要素、大学生能否谈恋爱、大学生恋爱的特点、影响大学生恋爱的基本因素以及大学生爱情心理障碍的调适。

一、爱情心理的构成要素

众所周知，谈到大学生活，不可避免的一个话题就是爱情。恋爱现象在当今的大学校园里已十分普遍。不同的个体由于不同的个性以及多样的人生阅历，其爱情观也是千差万别。所以如果问大学生什么是爱情，答案肯定会五花八门、千奇百怪。那么什么是真正的爱情呢？一般说来，真正的爱情主要是由下列心理因素所组成的。

（一）思想感情的一致

思想感情的一致使双方有着共同的志向和理想，有着共同的人生态度。而思想感情的一致取决于个体的人生观和个体心理的社会适应性，这两者对爱情有着重要的影响，也是人类的爱情与动物的性爱的区别所在。人类的爱情是在性爱的基础上，在社会实践作用下，在个体人生观的指导下，由青春期性心理的发展而逐渐形成的。因此，真正爱情的基础是思想感情的一致。

（二）心理相容

一对情人、一对夫妻心理相容就能体验到欢乐、幸福与美好，心理不相容则感到惆怅、痛苦与失望。心理相容的程度越高，双方就越合得来；心理相容的程度越低，双方在心理上越不协调，常常感到别扭。青年男女在恋爱阶段，对思想感情与心理特点方面的充分了解，是保证婚后爱情的心理相容的前提。恋人或夫妇达到较高程度的心理相容不是一朝一夕的事情。婚后夫妻在思想感情方面的交流与融合是巩固爱情的心理相容的基础。因此，恋人或夫妇双方的心理相容是双方特性最协调的结合，是爱情成功的心理背景，并使爱情进一步巩固与发展的保证。而观点、信念、情操与感情一致是决定心理相容的最重要的因素。

（三）性意向

爱情是包括性意向的，同志之间、朋友之间的非性爱关系不包含性意向的成分。性意向是爱情心理结构的主要组成部分，青年男女恋爱的结果一般是结婚。但是性意向只是构成爱情的一个重要因素，而不是唯一因素，把性意向看成爱情，实际上是把爱情与性欲等同起来，这无疑是错误的。性意向在爱情的心理结构中占有重要地位，但是切忌不适当地夸大或无限夸大它的作用，否则将使爱情庸俗化，充满低级趣味，这无疑是对真正的、纯洁爱情的亵渎。性意向是性爱与非性爱的本质区别。

（四）忠贞

众所周知，忠贞是爱情心理结构的一个基本的心理因素。忠贞是爱情成功的基础。青年男女的爱情是一种纯真的爱恋之情，应该挚笃专一、忠贞不贰，绝不能三心二意，"脚踏两条船"。男女青年的爱情本身包含着性爱的成分，性爱具有排他性，这是人类社会的伦理原则。爱情的忠贞与把爱人看成自己的附属品是完全不同的事情。对爱情的忠贞是一种美德，是真正爱情的重要标志，它使男女双方感情互相交融、彼此心心相印。把爱人看成是自己的附属品，不仅降低了爱情的价值，甚至玷污了爱情。

（五）尊重

一对恋人的互相尊重是恋爱成功的一个重要的心理条件。爱情是相互爱恋之情，是由双方美好的、相互尊重的心理特性联结着的，因此，真正的爱情是相互尊重的。由于尊重是构成爱情心理结构的一个必要因素，因此，恋人或夫妻双方都不会因为对方的职位高低、能力大小而影响相互尊重。那种"男尊女卑""大男子主义"的思想意识是违背爱情互相尊重的原则的，它有损真正爱情的巩固与发展。恋人或夫妻间的冷嘲热讽、污辱人格甚至打骂等，将严重动摇爱情的心理结构。由于爱情中缺乏互相尊重而造成情感破裂的现象时有发生。因此，尊重也是爱情心理结构中的一个不可缺少的心理因素。

（六）自尊

在爱情中，自尊与自以为是、发号施令是格格不入的；尊重与低三下四、没脸没皮、有辱人格也是风马牛不相及的。恋爱中的青年人，正确处理好自尊与尊重的关系，能使爱情变得越来越纯洁，越来越高尚。真正的爱情，推动着事业的前进。有着共同奋斗目标的爱情就会成为推动事业进步的巨大精神力量，使人情绪饱满、心情舒畅，增添克服困难的信心与勇气，由此产生的智力效应较高。希望有志的大学生选择志同道合、心理相容的异性成为自己终身的伴侣，让真正的爱情激励自己在社会改革的浪潮中大显身手、鹏程万里。

爱情成为人类最高尚、最纯洁的感情是与自尊、尊重在爱情中很自然地融合为一体有着密切的关系的。在爱情的心理结构中，尊重与自尊是相辅相成、缺一不可的。没有自尊就没有真正的尊重，没有尊重也不可能有真正的自尊。尊重与自尊是对爱情意识进行评价的两个方面。对自我有正确评价才能做到自尊，对对方有正确评价才能做到尊重。

二、大学生能否谈恋爱

需要我们注意的是，什么时候可以谈恋爱，并没有一个非常准确的年龄界限，因为除了身心成熟的因素外，它还与社会文化因素有关。例如，在原始形态的社会里，女孩子在十几岁就可以恋爱结婚了，而在物质文明更发达的现代社会里，人们恋爱和结婚的年龄明显地被推迟。当今的多数大学生一方面其年龄已属于成年人的范围，可以自主地选择自己未来的伴侣；但是另一方面他们又处于半独立状态，即经济上还要依赖父母，学习仍是当前的主要任务。由于对这两方面的权衡不一样，也就有了这样的大学生守则的演变：开始时规定大学生不许谈恋爱，后来规定谈恋爱要注意仪态，直到现在大多数学校干脆默许。2005年初，山东大学更是开中国高校风气之先，以学校文件的形式发布了在校大学生符合法定婚龄的可按相关婚姻条例办理结婚登记手续。

那么从心理学的角度应如何看待这一问题呢？我们知道恋爱是在人的

身心发展到一定程度后出现的行为。从生理发展的角度讲，大学生的身体发育已经完全具备成年人的特点。心理的发展可以从两个方面进行分析：第一是认知发展水平，第二是人格发展水平。对认知能力的培养，一直是学校教育的重要内容。到了大学时期，大学生的认知水平已经成熟或趋于成熟，而人格的发展只有在近年来才受到了某些发达地区的教育工作者的重视。

在有关人格发展的理论中，最常被人们引用的是弗洛伊德的心理性欲理论和艾里克森的人格发展理论①。与弗洛伊德相比，艾里克森则强调了社会文化因素对人格发展的影响。他认为，随着儿童年龄的日益增长和活动的范围逐渐扩大，儿童本身的能力与环境对他的要求之间形成了一个矛盾，艾里克森称其为"心理社会危机"倘若能顺利地解决好这一矛盾，则会形成一种健康积极的人格，反之则形成一种消极的人格。大学时期大部分学生远离父母，开始了半独立的生活，他们所面临的心理社会危机是"亲密感对孤独感"应新环境、重新建立人际交往圈、面对新的学习任务、师兄师姐所施加的恋爱压力等，往往使一些大学生六神无主，但又必须独自去面对。这时强烈的孤独感油然而生，寻求友情与爱情的愿望日益强烈。因此，不管教育工作者和全社会如何看待这个问题，一个不容忽视的现实是大学生们已经在积极地追求爱情了，这是由他们的人格发展特点、生理和心理的成熟所决定的。

三、大学生恋爱的特点

大学阶段是一个人真正走向独立的缓冲期，这个时期他们的心理变化非常剧烈，表现在恋爱方面则有其鲜明特征。

（一）理想化

众所周知，随着生理上的成熟，异性之间渐渐有了好奇感与爱慕感。

---

① 弗洛伊德认为个体的人格发展是由人的本能尤其是性本能驱动的，性本能的能量被称作"力必多"（libido）。根据"力必多"不同时期投放部位的变化，弗洛伊德将个体的人格分为五个阶段，分别是"口唇期""肛门期""性器期""潜伏期"和"生殖期"。按照这个规律，大学生应已发展到第五个阶段，这时"力必多"投放的部位是生殖器，"性"动表现为"对他人的感情、手淫和性交"一时期人格发展的一个重要任务是摆脱对父母的依赖，建立起自己的生活，寻找同龄的伙伴，考虑与异性建立稳固、长期的性关系。所以，根据弗洛伊德的理论，结合大学生人格发展的特点，可以认为，如何与异性建立恋爱关系，以及建立一种什么样的关系，应是大学生在大学期间面临的一个重要问题。

但是中学时期生活的重心是学习，早恋往往让家长、教师忧心忡忡，甚至会受到社会舆论的鄙视。进入大学之后，尤其是大学高年级，身心发展的特点赋予了大学生新的变化，他们可以将自己对异性的爱付诸行动了。英俊潇洒的男生和漂亮温柔的女生成为大多数人注目的焦点，"校花""系花""校园先生"等应运而生①。

除此之外，大学生生活在人际关系比较单纯的象牙塔内，大多数人经济上还需依靠父母，缺乏对社会的真实、深入的了解。由于恋爱时只管沉浸于花前月下、卿卿我我的世界里，对未来生活的设计盲目乐观，更重要的是对将要面临的困难、挫折等逆境没有充分的心理准备，所以当最终遇到生活中的各类难题时，劳燕分飞者不计其数。这些过于理想化的人，往往容易被现实击倒。

（二）纯真热烈

大学生谈恋爱过于理想化的特点若能最终处理得当的话，也不失其纯洁、真挚之处。处理得当在这里是指随着相处时间的增多，双方逐渐在生活志趣上达成共识，彼此欣赏对方的个性，以合理的方式解决出现的冲突，对未来有着坚定的承诺，那么即将面临的现实压力只是为他们提供了一个共同克服困难的机会，而不是结合的障碍。不过，能走到这一步的毕竟不多，大多数大学生的恋爱是纯洁而不执着、奔放而不计后果。

由于大学生处于生理发展的旺盛时期，情绪易冲动，表现在追求恋人上，往往是热情有余、含蓄不足，恋爱的过程也是跌宕起伏。由于感性的成分太多，分手的可能性大大增加，在失恋之后又容易陷入情绪的低谷，不能自拔。所以马克思说："真正的爱情表现为恋人对对方采取含蓄、谦恭，甚至羞涩的态度，而绝不是表现为随意流露热情和过早的亲昵。"

（三）盲从性

大学时期是一个人的世界观和人生观形成的重要阶段。

（1）这里的学术氛围相对宽松，百家争鸣，吸收哪种学术观点，更多的是由学生自己来判断。

（2）除去必修课外，有大量的辅修课、选修课供学生选择，同样，学些什么课，完全由学生的喜好决定。

（3）基本上每所大学都有一个藏书万卷的图书馆，这为学生探求知识

---

① "美貌等于美德"就是大学生将恋爱对象高度理想化的表现之一。随着交流的加深，外表的魅力可能会逐渐减退并习以为常，价值观、性格与爱好的相投成为爱情主要的支撑点。

提供了便利。

（4）大学生接触的人各具特色，有全国各个地方的学生，有个性不同的教师，而与谁交往、如何交往，需独自做出决定①。

（四）波动性

波动性是从另一个角度分析大学时期的恋爱特点，即恋得快，散得也快。心理的不成熟，价值观、人生观的不完善，缺少主见，对他人的盲从，使得部分大学生难以执着地去追求他们的爱情。

此外，毕业后的去向也是大学毕业生所需面临的最现实也是最严酷的一个大问题。虽然过去那种"从哪里来，到哪里去"的分配原则早已改变，但是你愿随着他去一个陌生的地方吗？你愿为了她而放弃自己的人际关系网吗？你们愿意到一个新的地方共同开创事业吗？有多少幸运儿能分配在一起？正在享受爱情的现代大学生们经得起分离吗？显然，大学生们往往经不起这一考验，因此，对待大学时期的爱情要慎重。

四、影响大学生恋爱的基本因素

从前面对爱情心理结构的分析可以看出，生理需要、依恋、个性追求、文化影响、模仿等，都是促使大学生恋爱的因素。在此，很难将它们详尽地列出，我们仅选取几种对大学生心理健康影响较大的因素进行分析。

（一）生理因素

促使青年投入恋爱活动的重要诱因是满足性冲动。在性意识发展到热恋阶段，性欲的需要日益强烈，前阶段弥散化的性冲动集中投射到选定的特殊对象上。出于性冲动的驱使，青年开始脱离群体化的两性活动而单独约会，这就是恋爱。由此可见，生理需要对恋爱中的青年十分重要。正如前面对爱情心理结构进行分析时指出的，性爱与情爱应该并重，忽略任何

---

① 面临这么多的选择，再也没有老师给以具体的指导，父母远在千里之外，独立性强的学生在这种环境中如鱼得水，与之相反的另一些学生则显得无助迷茫，强烈渴望得到他人的支持。内部的需求和外部浓郁的恋爱氛围，使一些学生觉得恋爱是大学期间所要追求的一个重要目标。恋爱打发了寂寞的夜晚和周末，使大学生活变得色彩斑斓，并增强了男女双方的自信，吸引了同学们羡慕的目光，没有恋爱则让人觉得你是怪物。最后恋爱行为被扭曲成为了恋爱而恋爱。可以说，在大学校园里，恋爱是一种风气。这股风引起了男女大学生对异性间如何建立恋爱关系的重视，同时也为他们带来了压力，迫使一部分人盲目地顺从这股风气。

一个都没有好处。

事实上，性意识的发展要经过一个漫长的阶段。在恋爱的开始，许多青年不追求性欲的满足而是着重于精神的向往。在对方面前他们觉得自己渺小，不敢用生理的低级需要去亵渎恋人的神圣伟大。这本来是一个正常阶段。但如果长久陷在这个阶段，用精神去压抑性冲动就会引起错误。有些人在整个恋爱阶段的坚持认为爱情是神圣纯洁的，从而不愿意承认自己对恋人的性要求，这是有害的。性冲动是生理现象，它不会随压抑而消除，只会在压抑中积蓄力量发动下一次冲锋。长久的压抑还会造成剧烈的心理紧张与焦虑。

并且社会文化在两方面有意无意地加深褒情贬性的倾向，具体如下。

（1）文学作品的影响。许多人投入恋爱的目的是为了尝试一下早已向往的被诗歌、小说吟诵的甜蜜爱情。文学作品经常渲染爱情的纯洁、神圣，加深了大学生把爱情理想化的倾向。他们觉得纯粹的精神追求比低级的肉欲重要百倍，于是追求高尚神圣的爱情，而贬低肮脏的肉欲。

（2）社会道德规范、教育方式的作用。禁欲主义性教育的一个重要特点是倡导精神力量、压抑肉欲，并且成人社会又总是向青年灌输性有罪的观念，这些都不可避免地影响到大学生的恋爱观。要消除病态恋爱观（最典型的是柏拉图式的精神之恋，它被一部分大学生所鼓吹宣扬）带来的心理紧张引起的失调，性教育是行之有效的方法。只要大学生真正认识到性需要的正常合理性，病态就会消除。

（二）社会情感需要

个体的情感需要，即对亲密关系的需求，对人们来说是不可缺少的。而完全没有与自己关系密切的人交流往来，所带来的孤独感是一般人很难忍受的。

人们在青年前期即高中阶段就已经开始显露出对亲密关系的需要。处于此阶段的青年正处在心理迅速发展的关口，有许多烦恼不能也不愿向长辈倾诉，他们不再像儿童那样满足于血缘带来的亲近，而是有意识地结交一些个人密友。到了大学，亲密关系的需要进一步发展，此时的朋友已不仅仅是倾诉的对象。人格的交流、背景的融合，这些对青年的交友影响都很大。进入大学校园，大学生脱离以前的群体进入新环境，需要重新建立各种关系，解除烦恼、寂寞，希望与人交流、完善自我等多重目的也使他们对亲密关系的需求空前强烈。

爱情是亲密关系发展的顶点。除了父母，大学生恐怕不会承认有比恋人更亲密的人，而且恋人间的亲密在某些方面是父母子女间关系所比不了的。因此，对新的亲密关系的追求把孤独的大学生引向恋爱是极其自然的事。亲密关系体验在自我力量形成方面是必不可少的。自我同一性需要经过与人深层接触交流才能建立，自我概念的完善需要接受另一个自我的评价、干预，而爱情则满足了这两个方面的发展需要。

（三）个性因素

影响恋爱的最重要的个性因素是归属与服从。归属与服从的需要是作为社会存在物的人最重要的需要之一。人从属于社会，总要归于某个群体，得到他人的承认。这一点也符合马斯洛的需要层次理论。马斯洛把归属感和爱的需要摆在一起，认为它是在安全需要之后的高层次需要，由此可知其重要性。归属需要促使大学生走向群体认同，群体活动增强了男女大学生之间的交往机会，对群体的共同归属（尤其是一些很小的群体）又增强了两人之间的吸引力，进一步的发展便可能形成恋爱。归属和服从也会使青年直接走向恋爱。因为恋爱双方是一个亲密关系极强的小圈子。在恋爱中，恋人能体会到自己属于另一个人、被另一个人爱抚关心的滋味。两人共同分享所有的东西：财产、感情、秘密。恋爱能直接满足归属和服从的需要。

当然，有时候对群体的归属需要也会破坏恋爱。因为归属感需要青年大学生得到群体的认同，仅仅在二人的恋爱世界里不一定能满足它，于是大学生们纷纷投入各种群体活动中。但恋爱具有排他性，恋人要求对方只属于自己，如果双方归属的群体不一样（这在男女之间很容易出现，两个人的爱好不可能完全一致）就可能引起各种矛盾，使一方不满而危害两人之间的关系。

对大多数大学生恋人而言，如何处理好恋爱与其他事务的关系是一个艰巨的任务，处理不当会造成严重的心理紧张，此时若求助于长辈、教师和心理咨询医生是十分有益的。

五、大学生爱情心理障碍的调适

（一）失恋

有恋爱就有可能失恋。当因为社会现实、他人干预、情意不和等因素而导致恋爱感情破裂时，失恋的挫折就会严重影响大学生的心理、生活和正常的学习活动。从热恋关系中脱离出来，一下子失去了与自己最亲密的人，大多数人都是十分痛苦的。失恋者经常表现出逃避现实、缩小人际交往圈、精神生活上既折磨自己又影响旁人的情绪的状态，有人甚至向恋人进行行为或心理上的报复。失恋的创伤有时会带来严重后果，如自杀、心理变态等。给予失恋者以合理的心理指导，使其情绪得到疏导发泄，对于减轻其心理紧张，避免心理失调是很有帮助的。

解决失恋问题先要端正认识。爱情不是生活的唯一内容，又何必为它耗费所有精力甚至抛弃生命？向别人倾诉自己内心的烦恼也很有必要，宣泄郁积的挫折情绪会缓解积蓄的心理紧张。如果上面的方法都不奏效，适当运用我们前面提到的心理防御机制，产生代偿迁移效应也是行之有效的方法。代偿迁移是指大学生把失恋造成的心理紧张迁移到其他方面，代偿迁移的方法有四种：

（1）确立"天涯何处无芳草"的信念①。

（2）运用"酸葡萄"与"甜柠檬"效应②。

（3）环境迁移③。

（4）升华。将恋爱的挫折化为一种动力④。

（二）单相思

爱是相互的。倘若一厢情愿，自己单方面在那里苦苦相思，这不叫爱情，只能叫单相思。

单相思是个体单方面对对方执着的爱慕和思念，是一种典型的"爱情错觉"。它一般有以下三种情况。

（1）完全属于单方面的自作多情。

（2）恋爱中断后，其中一方无法摆脱旧情的缠绕，情丝难断。

（3）在共同的工作或学习中，一方深深爱上另一方可又难以启齿，于是终日魂牵梦绕，夜不成眠。

不论是哪一种情形，都是没有爱情基础的无效追求。

---

① 这是一种自我保护方式。失恋或单恋者要认识到让自己欣赏的异性在各个阶层各个地方都存在。时刻向自己重复这个信念（可以通过口头），就会在一段时间后使自己相信它。既然优秀的异性到处有，就没有必要纠缠在一个人身上。

② "酸葡萄"效应是指失恋者为了缓解内心痛苦，像《伊索寓言》里的狐狸那样说"葡萄是酸的"，指出以前恋人的一些缺点，有助于打破理想化倾向；"甜柠檬"效应则是罗列自己的各项优点，找出自己的美好之处以恢复自信，从而减轻痛苦。

③ 不要再过多涉足以前常与恋人待在一起的环境，睹物思人会使你更加悲伤，而时过境迁，痛苦就会慢慢淡去。

④ 当你为了减轻心理压力而把热情投入到学习和事业中去，你就会慢慢地释放这种紧张，进而将其变成学业的动力。贝多芬一生失恋多次而创下辉煌的乐章，由此可见恋爱挫折升华成的力量。

　　单相思是一种认知偏差。单相思者往往由于对所倾慕的对象一往情深，在单向爱情心理和动机的驱动下，常把对方的言行举止纳入自己主观需要的轨道上来理解，结果造成对对方认知的偏差。比如，对方一个眼神、一丝微笑、一句模棱两可的话语，在他（她）看来似乎都暗示着什么。在大学校园里，存在着这种认知偏差的大学生有许多。

　　严格说来，单相思不算爱情挫折，因为连真正的爱情也没有产生又谈何挫折呢？不过单相思给大学生带来的心理危害与失恋同样大。持续陷在单相思状态对本人的自尊、自我概念和性意识的发展都有不利之处。单相思是一种痛苦的悲剧性情感，它甚至可以从肉体到精神彻底地摧毁一个人。那么，如何从单相思中解脱出来？除了结合上面提到的失恋的处理方式外，也可以试试以下方法。

　　（1）投石问路①。

　　（2）冷静思考②。一般来讲，人的爱情，既是对自然性因素如相貌、体态、气质、性格等的爱恋，又是对社会性因素如理想、志向、兴趣、爱好等的爱慕。自己应从这个角度去考虑和分析所相思的对象是否有和你产生爱情的基础和可能性。

　　（3）空间转移③。

　　（4）找人倾诉④。

　　最后还要提醒大学生们，一见钟情的单相思包含有很大成分的愚昧和幼稚。当一个人陷入单相思的旋涡里不能自拔时要提醒自己做到以下三点。

　　（1）不能把受滞的情感拼命地压在心底。

　　（2）不要在心理失去平衡时立即寻找新的爱情，以填补精神空虚，仓促结合的后果一般并不理想，应把主要精力放在工作、学习上，待心理恢复平衡，再在新的精神状态与面貌下选择恋爱对象。

---

　　①　如果在日常工作、学习或生活中常常见面，就应认真分析一下。如果你认为相互间有产生爱情的可能性，不妨采取"投石问路"的方法，或托人问问对方的想法和条件，也可以自己明确地向对方表白，甚至勇敢地展开追求。如果遭到拒绝，就应豁达大度、坦然处之，及时理智地从痛苦中解脱出来。

　　②　力求冷静，以清晰的理性去分析自己的感情生活及挫折产生的原因，从中找到足以说明问题的启示。如果对方确实不爱你，那么这样的单恋是毫无结果的。

　　③　它是指离开原来所处的生活环境或进行短期旅行，尽可能地离痴心所爱的她或他远一些，保持一段距离，减少无意的回忆，避免触景生情。

　　④　在心里苦闷、烦恼的情况下，可以找那些了解你、支持你、相信你、有主见、有经验的亲朋好友或者同学、老师，把相思情绪产生的经过以及心里的苦闷完全告诉他们，以求得到他们的开导和指点，从而尽早从单相思的烦恼中走出来。

（3）不能自暴自弃，破罐子破摔，抬起头来重新投入到生活中去，坚信前景依然美好。

（三）性问题

谈到爱，就不能避免谈到性的问题，性爱与情爱构成了爱情的两个部分。由于受传统文化的影响，一部分大学生谈"性"色变，另一部分人则受外来文化的影响导致"性开放"。

事实上这两种观点都进入了对性观念理解的误区，给处在恋爱中的男女大学生们带来了严重的心理冲突。一方面大学生们凭自己的感觉接受着主流文化——即为大多数人所认同的传统文化的影响，另一方面日渐增多的反主流事例以及社会对它们的宽容又使大学生们迷失了方向。因此了解一些性爱的知识可以帮助大学生们做出适合自己情况的判断和选择。

1. 性与性爱

性与性别是两个不同的概念。性别是一个生物学上的概念，侧重于描述男女两性在生殖功能上的差异。而性不仅包含了人类性别的生物学因素，更重要的是它还包含了人们对男性和女性生物学特征的反映和意识；它既包括个体对性的反映和意识，也包括了社会对性的反映和意识。

一个孩子从自己的成长经历，尤其是从一些诸如"你是男孩应该勇敢""她是女孩应该温柔"之类的要求中逐步形成了自己的性意识。发育期的到来意味着性意识的觉醒，第二性征的出现——男性的遗精和女性的初潮标志着他们从孩子到成人的生理转变，同时更强的对于性的羞怯感也相伴而生。

因此，个体的性意识的形成总是伴随着个体对男女生理结构与功能的好奇以及社会文化对这种好奇心的限制这相互矛盾的两个方面。它导致的一个结果是人们从事与性有关的活动时，第一是避开公共场合，第二是在性爱的表达过程中渐渐解除了对性的羞怯感。它对人的心理的影响在于：一方面人们欣赏性的含蓄和羞怯，突然的脸红、低头、沉默、羞怯的微笑甚至对身体亲密接触的拒绝都会激起恋人们对爱的无尽遐想，而轻易就被征服的肉体和灵魂很快就会变得平淡无奇；另一方面羞怯感的渐渐解除，或者说身体亲密程度的进一步加深又缩短了恋人间的心理距离，加深了他们的感情，增进了彼此的信任，反过来信任又使恋人们放松了戒备并进一步加深了身体的亲密接触程度，身体的亲密接触又强化了彼此间的信任感而使他们做出进一步了解的尝试，在这个过程中感情也随之一步步加深。恋人间性爱表达的一般过程是从拉手和并肩行走开始，然后发展为拥抱、接吻、性器官接触、性交。如果听命于性欲望的尽情宣泄会使大学生们的性爱表达放荡不羁，而如果听命于性的羞怯感又会束缚他们的手脚，如何处理好羞怯感与性爱表达的关系是每一对大学生恋人需要思考的问题。

在我国，人们的性观念主要受到三类文化的共同作用。

（1）中国传统的儒家文化，认为性的主要功能是传宗接代，养生取乐。

（2）马克思主义的新文化，认为性更重要的功能在于促进精神与情感的交流。

（3）我国的一些经济发达和对外开放地区则不可避免地受到西方文化的影响，这种影响一方面表现在性、爱情、婚姻的分离，另一方面表现在人们表达性爱的方式由含蓄、羞怯走向公开、直接。这些因素又都直接或间接地影响到大学生对性的态度。

个体性意识的这种发展过程证明了人类性爱的自然性、生物性与社会性、文化性的高度统一。在当代社会，人们对于性爱的认识越来越趋于人性的本质。

2. 大学生恋爱是否应涉及性

既然我们在上面的内容中已经谈到了性爱是个体自然性、生物性的反映，那么这个问题的答案似乎就是不言而喻的了。事实却不尽然。由于性爱本身的特点及性爱的文化性与社会性的影响，人们对性爱的表达在方式、时间、地点和态度上做了相当多的规定。因此，大学生恋爱后在性方面的尝试也受到多种约束。

从生理上看，只有男女之间发生了性交行为才能被称作发生了性关系。但是按照性心理的过程及反应来看，很多行为都带有性的色彩，无法将其与男女两性间的性吸引截然分开，例如两性间的打情骂俏等，也能使一些人得到某种程度的满足。因此，从广义上讲，性行为至少应包括情侣间的拥抱、亲吻、抚摸和最后的性交。生活在现代社会中的大学生，若纯粹从个体生理和感情发展的角度讲，他们完全可以对自己的行为负责，做自己想做的事，只要不伤害他人，并且他们能处理好随之而来的社会压力。但是，任何一个个体都无法摆脱社会文化的影响，大学生也是如此。

如果个体无法避免社会主流文化的影响，成熟个体的选择是：他在坚持自己的想法和做法的同时，会先弄清何时、何地以及如何去做。

结合上面两点，我国的大学生谈恋爱时一般须注意以下问题。

（1）大学生要认识到亲密动作完全是一种个人的隐私行为，它排斥第三者在场，应尽量避示之于众。两性的交往需要集中注意力、全身心地感受对方的爱抚，而在公众场合的亲密行为往往会受到外界的干扰。对于自己，这是一种不愉快的影响；对于他人，它是一种不尊重的表现，因为你无视他人的存在。虽然随着社会观念的改变，当众拥抱、接吻之类的行为已渐渐被一部分人所接受，但是性有其本身的排他性和隐私性，将在很长一段时间内使大部分人无法自自然然地视若无睹。因此大学生应选择什么样的环境发生亲密行为就不仅是个人隐私问题，也是个人修养问题。

（2）社会的主流文化不提倡大学生有婚前的性交行为。大学生，尤其是男性大学生正处于性欲的旺盛时期，生理上的需求在彼此亲密的爱抚之下往往会像山洪般爆发。这时，理智稍一让步，男女两性的最后一道防线就会崩溃。性的亲密与爱的发展本是相伴成长的，但是社会和个体的道德发展水平还不能使性与爱的关系达到这一理想状态。

根据相关统计材料显示，近年来女大学生做人工流产的人数正在不断增长。这说明我国大学生在接受性开放的观念的同时并没有做好保护自己的准备，人工流产必然会给女大学生带来生理和心理的双重创伤，并且会给未来的家庭生活带来阴影，埋下痛苦的种子。因此，大学生尤其是女大学生在没有做好承担相应责任的准备之前不要轻易尝试婚前性行为尤其是性交行为。

著名的艾滋病专家桂希恩教授在武汉大学进行预防艾滋病讲座的现场发送了5000只避孕套，而且在不到1小时的时间里就将避孕套发送完毕。这似乎带给了我们一个好的信息：既然在大学里不能完全避免婚前性行为，那么教给大学生们必要的防护办法以减少对他们的伤害就势在必行了。

需要强调的是，一定要尽量避免婚前性行为，一定要自爱自重，把追求未来美好生活的主动权牢牢地抓在自己手里。虽然我们不能对大学生在恋爱和处理感情中出现的各种情况都一一进行阐释，但是希望大学生们在学习了这些基本知识之后，能够对爱情和伴随的性行为慎重对待。

第三节　现代高校大学生的体育保健

本节将主要围绕"现代高校大学生的体育保健"来进行论述，其内容主要包括现代高校大学生的体育保健的基础和传统体育养生保健方法。

一、现代高校大学生的体育保健的基础

现代高校大学生的体育保健的基础主要包括体育保健的心理学基础和体育保健的运动学基础。

（一）体育保健的心理学基础

体育保健的心理学基础包括体育保健的动机以及体育保健对心理健康的影响。

1. 体育保健的动机

动机是推动一个人进行活动的心理动因或内部动力。健身运动的动机能引起并维持人进行健身运动，并将该运动导向一定目标。动机是个体的内在过程，行为就是动机的外在表现。

（1）形成动机的因素。形成动机主要有两方面的因素，即内部因素和外部因素。

1）内部因素。需求是引起内部因素的主要动力。"需求"是指当个体缺乏某样东西时，心理上引起的紧张和不适感，并督促其产生行为力量，支配人的行动。其主要动机就是由"需求"构成的。

2）外在因素。环境是引起动机的外在条件。"环境"是指对个体之外的各种刺激，包括各种社会性和生物性的因素，它是产生动机的外部原因，对人具有重要影响。

（2）动机的分类。分类标准不同，动机的划分也不尽相同。以下主要介绍常见的分类标准和分类方法。

1）按照需求性质分类。根据需求不同，可以分为社会性动机和生物性动机。

①社会性动机。社会性动机是以社会性需要为基础的动机，如交往动机、成就动机。

②生物性动机。生物性动机是以生物性需要为基础的动机，如因口渴、饥饿而产生的动机。

2）按照兴趣特点分类。按照兴趣特点可以将动机分为两类，即直接动机和间接动机。

①直接动机。直接动机是以直接兴趣为基础，是对活动过程的一种指向。一些人对自身参与的体育保健运动感兴趣，并认为对自己极具挑战性，从中可以最大限度地发挥和体现自己的潜力，体验到一种乐趣和满足

感，这种动机属于直接动机，即指向运动本身的动机。

②间接动机。间接动机是以间接兴趣为基础，指向活动结果的动机。一些人对自身参与的体育保健运动不感兴趣，只认为它是战胜对手所必须克服的困难，这种动机主要是对运动结果加以重视。

3）按体验分类。按照体验的标准进行分类，主要分为丰富性动机和缺乏性动机两种。

①丰富性动机。丰富性动机是为以经验享乐、获得满足、发现、理解、创造、寻找新奇和有所成就等欲望为特征的动机。这种动机称为"欲望的动机"与缺乏性动机相反，它以追求满足和刺激为目的，而不是被动的逃避。它注重张力的增强而不是张力的缩减。

②缺乏性动机。缺乏性动机是以排除缺乏和破坏、逃避危险、避免威胁等需要为特征，它被称为"厌恶的动机"，包括生存和安全的一般目的。缺乏性动机以张力的缩减为目的，这种动机会随着目标的实现而明显减弱。

4）按照动机来源分类。按照动机来源可以将动机分为内部动机和外部动机。

①内部动机。内部动机主要来源于人的主观内部。主要以生物性需要为基础，通过运动的积极参与，应付各种挑战，从中展示自己的能力，实现自身价值，获得最大的满足感和效能感。它是汲取内部力量的动机，是内部行为的驱动。如在体育保健运动中获得了成功或者达到了某个既定的目标，则这种运动和成功本身就构成了一种内部奖励，激发人们的斗志。这种动机中，行为的动力来自内部的自我动员。

②外部动机。外部动机来源于客观外部原因的动机。外部动机的基础是社会需要，人通过某种活动获得相应的外部奖励或避免受到惩罚以满足自己的社会性需要。它是汲取外部力量的动机，是从外部对行为进行驱动。个体行为的动力来自外部的动员力量。

（3）动机对体育保健的作用。动机在体育保健运动中非常重要，具体体现在以下三个方面。

1）指向或选择作用。动机可引起和发动个体进行体育保健运动的方向和目标。

2）始发作用。动机可引起和发动个体主动参加体育保健运动。

3）强化作用

动机是维持、增加或制止、减弱体育保健运动的力量。"强度"与一个人激活的程度有关，即为了达到某一目标，人正在付出很大努力。

2. 体育保健对心理健康的影响

上文主要介绍体育保健与心理健康的关系，下面针对体育保健对人们心理的塑造作用进行分析。

（1）有助于培养良好情绪。体育保健对心理健康影响的最主要指标是情绪状态的调控能力，具体如下。

1）现实社会的复杂多变，常常会让人们产生紧张、忧虑、压抑等不良的情绪，而体育保健运动可以使这些不良情绪脱离出来，提高应激能力，并使处理应激情绪的能力增强。

2）参加体育保健的人能体验到运动带来的愉快感觉，并且以主观、积极向上的达到健康的目的。麦克曼等人的研究表明，经常参加身体锻炼者的焦虑、紧张和抑郁等消极的心理情绪明显低于不参加身体锻炼者，而愉快等积极的心理情绪则明显要比不参加身体锻炼的人要高一些。

（2）有助于促进人际交往。根据相关调查显示，由于现代生活发展速度日益加快，使人们慢慢变得封闭，人与人之间的感情逐渐淡化，人际关系渐渐疏远。然而体育保健运动可以打破这种状况，让不同的职业、年龄、文化素质的人聚集在健身场上，进行平等、和谐、友好的交流，增强人们之间的信任感，达到互相沟通、学习的目的，产生一种默契。

研究表明，经常与社会沟通、联系，会给心理上带来一定的好处。人们可以通过体育保健运动来结交更多的朋友，大家和睦相处，友爱互助，这种良好的人际关系令人心情舒畅、精神振奋，有助于身心的健康发展。

（3）有助于消除心理疾病。众所周知，体育保健运动在一定程度上能使有心理障碍的个人获得心理满足，形成积极向上的心态，对自信心的增强，焦虑、忧愁、悲观等消极因素的摆脱都有一定的帮助。

事实上，不同的体育保健运动会对不同的运动技能、身体素质有所改善，并且使人在某些方面的技巧和能力都会有所提高。个人会以自我锻炼反馈的方式传递成就信息到大脑，将这种信息作为自我成就的一种体验，产生愉快、振奋和幸福感，从而有助于心理健康。

（二）体育保健的运动学基础

体育保健的运动学基础内容包括运动技能的生理本质和形成运动技能的过程及其发展。

1. 运动技能的生理本质

（1）运动条件反射的形成与运动技能。

1）运动的反射本质。根据相关研究表明，随意运动的生理机理是暂时性神经联系。他们用狗进行试验，并使狗建立起食物的运动条件反射。这一研究证明，大脑皮层动觉细胞可与皮质所有其他中枢建立暂时性神经联系，包括内、外刺激引起皮质细胞兴奋的代表区在内。运动的生理机理是以大脑皮质活动为基础的暂时性神经联系。所以，在掌握运动技能的生理本质就是建立运动条件反射的过程。

2）运动条件反射形成的生理机理假说。很多简单的非条件反射综合起来构成了运动条件反射。随着大脑各器官发育逐渐成熟，在这些非条件反射的基础上，通过听觉、触觉、视觉和本体感觉与条件刺激物多次结合，形成了简单的运动条件反射。人形成运动技能就是形成复杂的、连锁的、本体感受性的运动条件反射。

运动技能与一般运动条件反射并不相同，它们的区别在于其连锁性、复杂性和本体感受性。

①连锁性。运动技能的反射活动是连续的，前一个动作的结束便是后一动作的开始。

②复杂性。运动技能是有多个中枢参与形成运动条件的反射活动（视觉中枢、运动中枢、听觉中枢、皮肤感觉中枢和内脏活动中枢）。

③本体感受性。在条件反射过程中，肌肉的本体感受性冲动（传入冲动）起到重要作用，没有这种本体感受性冲动，就不能强化条件刺激，同时由运动中枢发放神经冲动传至肌肉效应器官引起活动的复杂过程的条件反射就不能形成，也就无法掌握运动技能。

因此，运动技能就是建立连锁的、复杂的、本体感受性的运动条件反射。

（2）运动技能的信息传递与处理。运动技能的信息处理是指人对外界环境刺激到发生反应的过程。人在这个构成中就是信息处理器，人对外界环境的刺激到发生反应的过程就是信息处理的过程。这一过程对运动技能的学习非常重要，而形成和再现运动技能的信息源（刺激）分别来自体内和体外。

1）体内信息源来自大脑皮质的一般解释区[1]。

2）体育保健运动的学习过程是体外信息源的来源[2]。

---

[1] 大脑的一般解释区由躯体感觉、视觉和听觉联合区组成。一般解释区位置在颞叶后上方，角回的前方。一般解释区是视觉、动觉、听觉的汇合区，它们本身有自己的感觉体验和分析能力，信号是由这里转移到脑的运动部位以控制具体的运动。

[2] 当教师发出信息（包括信息的强度、形式、数量等），传输给锻炼者时（传输手段包括示范、讲解、录像等），锻炼者通过感觉器官，经大脑皮质分析综合形成初步的概念。

2. 形成运动技能的过程及其发展

运动技能的形成，是从简到繁，并有其建立、形成、巩固和发展的阶段性变化和生理规律，只是阶段时间的长短和过程的复杂程度有所不同。通常情况下，可分为三个阶段进行分析，即泛化阶段、分化阶段、巩固自动化阶段。运动技能形成后，其发展速度和水平就会不断地提高，达到动作自动化。

（1）泛化阶段。最初的动作完成，一般都是靠教师的讲解或示范完成的，待自我初步掌握后，会获得一个新的感性认识，但是并不能完全了解运动技能的内在规律。由于人体对外界的刺激，通过感受器（特别是本体感觉）传到大脑皮质，大脑皮质的细胞产生兴奋；另外，因为皮质内抑制尚未确立，所以大脑皮质中的兴奋与抑制都呈现扩散状态，出现不稳定的联系状态，出现泛化现象。

一般情况下，肌肉的外表动作僵硬，不协调，不该收缩的肌肉收缩，多余动作频繁出现，而且做动作很费力是这个阶段的主要表现。产生这些现象，主要是因为大脑皮质细胞兴奋扩散的结果。在此阶段，教师应以正确的动作示范来影响学生正确掌握动作，抓住动作的主要环节和锻炼者掌握动作中存在的主要问题进行教学，其动作细节不必过多强调。

（2）分化阶段。运动技能的初步掌握后，对于运动技能的内在规律，初学者也有了一定的理解，不协调、多余的动作逐渐缓解。此时，大脑皮质运动中枢兴奋和抑制过程逐渐集中，由于抑制过程加强，特别是分化抑制得到发展。大脑皮质的活动由泛化阶段进入了分化阶段，因此练习过程中的大部分错误动作得到纠正，能够掌握连贯、协调的运动技术动作。

这一阶段，主要是初步对动力定型进行建立。并没有达到巩固的状态，如果出现新的刺激，错误动作和多余动作可能重新出现。在这个阶段，教师要特别注意动作的纠正，让锻炼者在巩固动力定型之前，正确掌握技术动作。

二、传统体育养生保健方法

传统体育养生保健方法的内容包括易筋经和八段锦。

（一）易筋经

易筋经的内容包括易筋经概述和易筋经的养生保健功法研究。

1. 易筋经概述

易筋经的释义："易"即改变，有改善、增强的意思；"筋"即筋骨、筋脉、肌肉；"经"即规则、指南、方法。"易筋经"即活动筋骨肌肉的权威性方法。易筋经是我国古代流传下来的一套强健肌肉骨骼、增进健康、延年益寿的健身方法。易筋经起源于我国古代的一种传统体育形式，融健身养生于一体，对现代中国传统功法和民族体育的发展有着广泛的影响。关于易筋经的起源，学术界有很多说法，主要有以下两种。

(1) 易筋经为达摩所传。达摩原为南天竺国（南印度）人，公元526年来我国并最终到达嵩山少林寺，人称中国禅宗初祖。据《指月录》记载："越九年，欲返天竺，命门人曰：'时将至矣，汝等盍演所得乎?'有道副对曰'如我所见，不持文字，不离文字，而为道用。'祖曰'汝得吾皮。'尼总持曰'我今所解，如庆喜见阿閦佛国，一见更不再见。'夕祖曰'汝得吾肉。'道育曰'四大本空，五阴非有。而我见处，无一法可得。'祖曰'汝得吾髓。'"其中"髓"即指"洗髓经"，也就是易筋经，故易筋经也称达摩易筋经、达摩洗髓经。禅宗的修持大多以静坐为主，坐久则气瘀滞，多以武术、导引术来活动筋骨，后经少林寺僧侣不断对其修改、完善、补充，使之成为一种独特的习武健身方式，最终定名为"易筋经"。

(2) 《汉武帝内传》中记载有东方朔"三千年一伐毛，三千年一洗髓"等神话，认为易筋经的初祖是东方朔，但《汉武帝内传》为六朝人伪托，因此该说法的支持者较少。

2. 易筋经的养生保健功法研究

易筋经的养生保健功法研究包括易筋经的养生保健功能和易筋经的基本技法分析。

(1) 易筋经的养生保健功能。

1) 肢体舒展，强筋健骨。《易筋经》中提到："筋弛则病，筋挛则瘦，筋靡则痿，筋弱则懈，筋缩则亡，筋壮则强，筋舒则长，筋劲则刚，筋和则康。"肢体舒展是易筋经习练的基础，在练习中，练习者的四肢、躯干、关节等都需要完全、彻底、充分地屈伸、扭转，从而牵拉机体各部位多角度、多方位地活动。长期习练，可锻炼人体肌肉，改善人体经脉，调节人体筋脉，促进血液循环，加强新陈代谢，外练筋骨，内壮脏腑。

2) 平衡阴阳，畅通气血。《内经》认为："阴平阳秘，精神乃治；阴阳离决，精气乃绝。"意思是说人体阴阳之气能决定身体的健康。中医认为："气为血之帅，血为气之母。""气"是维持生命活动最基本物质，可温养肌肤，抵御外邪，还参与脏腑活动。"血"是神经活动的重要补给，可营养和滋润全身。易筋经的习练正是运用了中医的气血运行的规律，练习易筋经可以增强真气在人体内部的运行，使身体的各个器官和组织都得到充分的放松和休息，进而促进全身的气血流畅、关窍通利、阴阳平衡、形神统一。

（2）易筋经的基本技法分析。

1）握固：大拇指抵掐无名指根节，其余四指屈拢，收于掌心。

2）龙爪：五指分开，中指伸直，其余四指内收。

3）虎爪：虎口撑圆，五指分开，第一、第二指关节弯曲内扣。

4）荷叶掌：五指自然伸直，张开。

5）柳叶掌：五指自然伸直，并拢。

6）弓步：身体直立，一脚向前跨出一大步，双腿之间保持一定宽度，前腿屈膝前弓，大腿与地面近于平行，膝与脚尖上下相对，脚尖微内扣；后腿自然伸直，脚跟蹬地，脚尖微内扣，全脚掌着地。

7）丁步：双脚分开，开步站立，间距 10~20 厘米，双腿屈膝半蹲，前腿脚跟提起，脚尖着地，虚点地面，置于后脚足弓处；后腿全脚掌着地。

8）马步：两腿分开，开步站立，两脚间距为本人脚长的 2~3 倍，屈膝半蹲，大腿略高于水平。

（二）八段锦

八段锦的内容包括八段锦概述和八段锦的养生保健功法研究。

1. 八段锦概述

经查阅相关资料，我们发现八段锦的创始人和时间并没有得到肯定的论证，它大约形成于 12 世纪。在湖南长沙马王堆三号墓出土的《导引图》中，其中至少有 4 幅图势与八段锦图势中的"调理脾胃须单举""双手攀足固肾腰""左右开弓似射雕""背后七颠百病消"相似。对于八段锦的起源，在魏晋许逊的《灵剑子引导子午记》中有相关锻炼方法的记载，但最早出现"八段锦"的是在南宋洪迈所著的《夷坚志》中："政和七年，李似矩为起居郎……尝以夜半时起坐，嘘吸按摩，行所谓八段锦者。"因此，许多学者认为八段锦是在宋朝时期创编的。八段锦是一种非常优秀的内功养生保健功法，因由八节动作组成，故得名八段锦。

八段锦分为站式八段锦和坐式八段锦，站式八段锦又称舞八段，多为直立式或马步式，俗称北派；坐式八段锦又称文八段，多为坐式，俗称南派。在南宋曾慥著《道枢·众妙篇》中，最早出现了有关于站式八段锦的描述，"仰掌上举以治三焦者也；左肝右肺如射雕焉；东西独托，所以安其脾胃矣；返复而顾，所以理其伤劳矣；大、小朝天，所以通其五脏矣；咽津补气，左右挑其手；摆鳝之尾，所以祛心之疾矣；左右手以攀其足，所以治其腰矣。"当时还未对八段锦进行定名。真正定名"八段锦"的是南宋陈元靓所编的《事林广记·修真秘旨》，书中将八段锦定名为"吕真人安乐法"，其文已歌诀化，有文字可考："昂首仰托顺三焦，左肝右肺如射雕；东脾单托兼西胃，五劳回顾七伤调；鳝鱼摆尾通心气，两手搬脚定于腰；大小朝天安五脏，漱津咽纳指双挑。"

清朝末年，《新出保身图说·八段锦》一书中，首次以"八段锦"为名，并绘有图像，形成了较完整的动作套路。其歌诀为："两手托天理三焦，左右开弓似射雕；调理脾胃须单举，五劳七伤往后瞧；摇头摆尾去心火，背后七颠百病消；攒拳怒目增气力，两手攀足固肾腰。"从此，传统八段锦动作被固定下来，并在民间广为流传。

新中国成立后，由于民族传统体育受到了党和政府的高度重视，先后组织学者对传统八段锦进行了深层次的挖掘和整理。20世纪50年代后期，由唐豪、马凤阁等人编著的《八段锦》在人民体育出版社出版，随后习练八段锦的群众逐年增多。到20世纪70年代末80年代初，八段锦作为民族传统体育项目开始进入我国大专院校课程，这些有效的措施和积极的政策都极大地促进了八段锦的发展。现在，八段锦经过更为细致的研究和修改，已经成为一项非常适宜的大众健身项目，八段锦的大众化发展趋势日益明显。

2. 八段锦的养生保健功法研究

（1）固腰强肾、改善骨骼。

1）练习八段锦可固腰强肾。八段锦的大部分动作都是以手臂的旋转为主要形式，通过两臂的内外翻旋，加大手臂的扭转、加大对手臂的压力。而在手臂的屈伸过程中，可以加强对肘部的刺激，使练习者达到畅通心肺经络的目的，还可以刺激命门和任督二脉，因此可壮腰。八段锦的下肢动作可以有效刺激练习者足三阴和三阳经、调节脾胃，起到疏肝、利胆、健腰的功效，并且根据足部反射区原理，墩足跟还能有效刺激生殖、泌尿系统的反射区，因此可固肾。

2）练习八段锦可改善骨骼。八段锦中有躯干折叠、站桩以及行进间蹲起的动作练习，这些动作都可以有效的发展练习者的腿部力量，使重心更加稳定，同时还可以防止血钙的流失，因此可强健骨骼。

（2）减脂降压、醒脑宁神。首先，八段锦是一项非常好的有氧运动，它的运动强度相对较小，时间较长，在长时间的缓慢动作中，可以有效地消耗人体多余的能量。而在人体中，脂肪是供能的首推系统，血液对血管壁压力会随脂肪代谢的增加而减小，因此，八段锦有减脂降压的功效。其次，八段锦是一项较好的康复体操，它的功法练习强调畅通肾经，强调手指的抓握变化，重视踮脚趾及上下肢的配合，可以有效地锻炼大脑、增智冲慧，因此，八段锦有醒脑宁神的功效。

参考文献

[1] 张日新, 范群. 社区卫生服务导论 [M]. 4 版南京: 东南大学出版社, 2014.

[2] 于智敏. 走出亚健康 [M]. 北京: 人民卫生出版社, 2003.

[3] 卓大宏. 中国康复医学 [M]. 北京: 华夏出版社, 2003.

[4] 王晓明, 沈文娟. 社区卫生与保健 [M]. 上海: 复旦大学出版社, 2008.

[5] 张开金. 社区卫生服务导论 [M]. 南京: 东南大学出版社, 2013.

[6] 李学信. 社区卫生服务导论 [M]. 3 版南京: 东南大学出版社, 2007.

[7] 李学信. 社区卫生服务实用手册 [M]. 南京: 东南大学出版社, 2008.

[8] 郝吉明, 马广大. 大气污染控制工程 [M]. 北京: 高等教育出版社, 2010.

[9] 王吉耀. 循证医学与临床实践 [M]. 北京: 科学出版社, 2002.

[10] 范群. 预防医学 [M]. 南京: 东南大学出版社, 2007.

[11] 张红萍, 范群. 社区卫生科研与医学文献检索 [M]. 南京: 东南大学出版社, 2010.

[12] 戴玉英, 王静. 社区重点人群卫生保健 [M]. 杭州: 浙江大学出版社, 2017.

[13] 孟浦, 李小红. 社区卫生服务实践与探索 [M]. 武汉: 华中科技大学出版社, 2016.

[14] 黄新宇, 郑荣日. 社区卫生保健 [M]. 北京: 人民卫生出版社, 2014.

[15] 李强. 循证医学临床证据的产生、评价与利用 [M]. 北京: 科学出版社, 2001.

[16] 李云. 社区食品营养与安全 [M]. 成都: 四川大学出版社, 2012.

［17］邹宇华. 社区卫生服务组织文化［M］. 北京：人民卫生出版社，2012.

［18］黄叔怀. 体育保健学［M］. 苏州：苏州大学出版社，2003.

［19］陈学海，尤艳清. 现代体育与健康［M］. 北京：清华大学出版社，2018.

［20］夏新颜，杜智娟，赵辉等. 大学生健康心理学［M］. 南京：南京大学出版社，2011.

［21］甄铁梅. 大学生健康教育［M］. 大连：大连理工大学出版社，2011.

［22］张金钢. 大学生体育与健康［M］. 天津：南开大学出版社，2016.

［23］陈月苹，吴会东，张彦云等. 大学生心理健康教育与发展［M］. 北京：北京师范大学出版社，2017.

［24］欧汉生，李志良. 大学生卫生保健读本（第二版）［M］. 北京：化学工业出版社，2013.

［25］刘鲁蓉. 大学生心理卫生（第二版）［M］. 北京：科学出版社，2017.

［26］王启威，董周威. 大学生公共卫生与健康教育［M］. 成都：成都电子科技大学出版社，2012.

［27］马迎华，马军. 学生重大疾病防控技术实践与应用［M］. 北京：北京大学医学出版社有限公司，2015.

［28］冉永俊，陈小虎，耿德英等. 大学生卫生保健［M］. 北京：北京理工大学出版社，2012.

［29］马莹等. 大学生心理卫生与咨询［M］. 北京：人民卫生出版社，2012.

［30］任顺成. 食品营养与卫生［M］. 北京：中国轻工业出版社，2011.

［31］吴定，高云. 食品营养与卫生［M］. 北京：中国标准出版社，2013.

［32］黄亚博. 实用社区卫生保健［M］. 南京：东南大学出版社，2012.

［33］高鎔，易国圣. 学校公共卫生存在的问题及监督管理对策［J］. 中国校医，2009（4）：399—400.

［34］曾光，黄建始. 公共卫生的定义和宗旨［J］. 中华医学杂志，2010（6）：210—211.

[35] 朱伯平. 高校公共卫生安全现状及对策 [J]. 医学教育探索，2008（8）：804—805.

[36] 崔树起. 社区卫生：具有中国特色的服务 [J]. 中国社区医师，2012（9）：804—805.

[37] 肖龙贵. 高校公共卫生管理工作探讨 [J]. 中国医药科学，2011（16）：141.

[38] 陈叶坪，张桂兰. 大学生健康教育 [M] 武汉：华中科技大学出版社，2018.

[39] 中华中医药学会. 亚健康中医临床指南 [M]. 北京：中国中医药出版社，2006.

[40] 陈叶坪，张桂兰. 大学生健康教育 [M]. 武汉：华中科技大学出版社，2018.

[41] 陈叶坪，张桂兰. 大学生健康教育 [M]. 武汉：华中科技大学出版社，2018.